DIE KUNST DER
sinnlichen
Aromatherapie

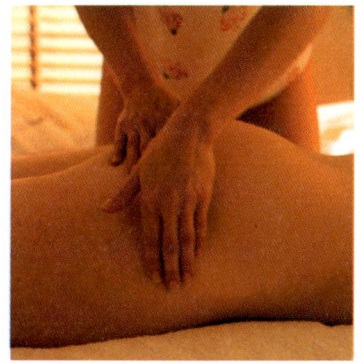

NEFF ist ein Imprint der
VPM Verlagsunion Pabel Moewig KG, Rastatt
Copyright © Carlton Books Limited 1995
© für die deutsche Ausgabe 1996 by
VPM Verlagsunion Pabel Mowig KG, Rastatt
Originaltitel:
The Art of Sensual Aromatherapy
Aus dem Englischen von
Katharina Babusch
Printed in Italy 1996
ISBN 3·8118·5379·1

Wiedergabe der Abbildungen mit
freundlicher Genehmigung von
A–Z Botanical; Pat Brindley, Neil
Campbell-Sharp; Royal Botanic
Garden, Edinburgh; Royal
Horticultural Society; The Harry
Smith Horticultural Photographic
Collection; Sunspirit Oils Ltd;
Elizabeth Whiting Associates.

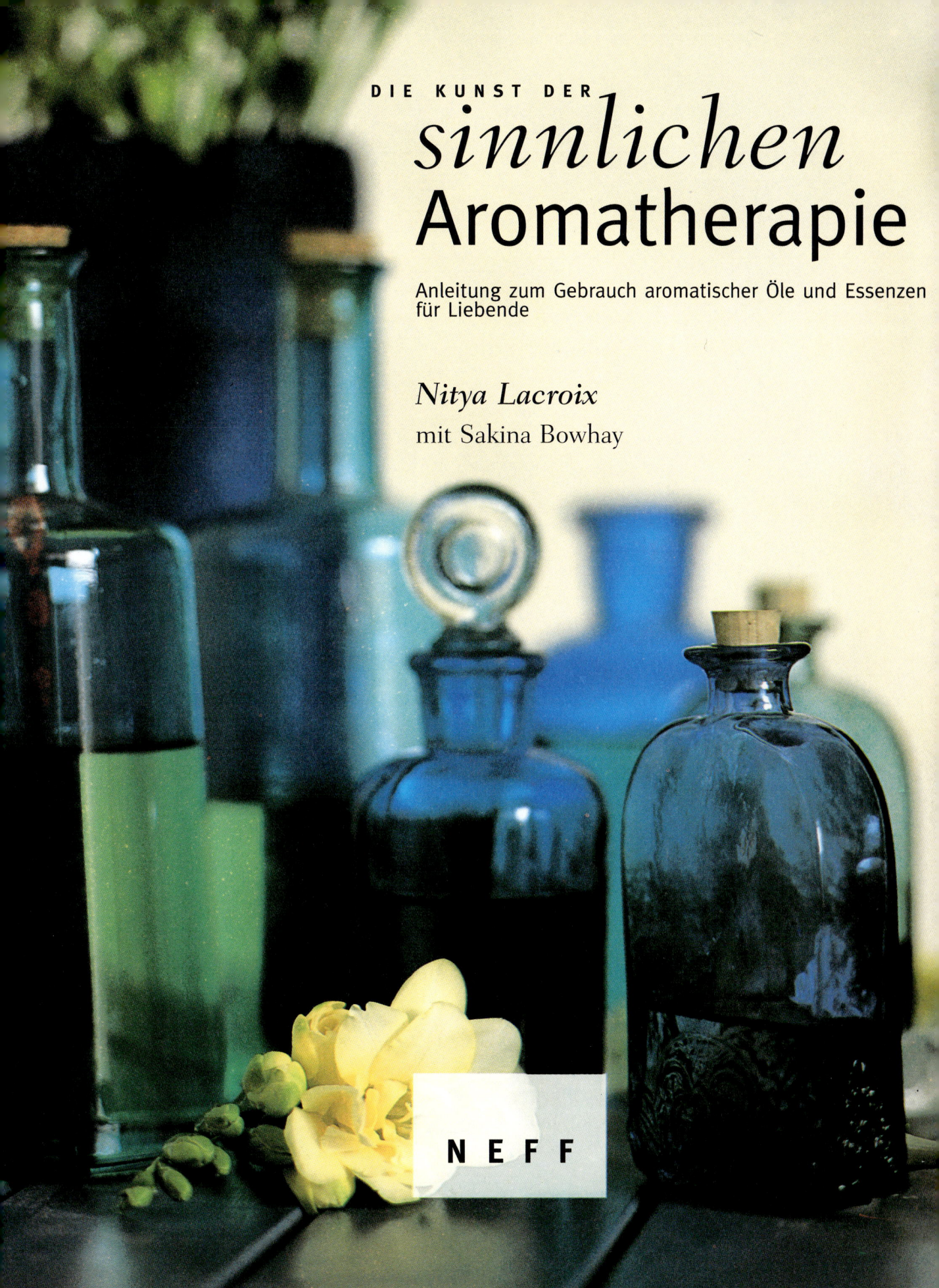

DIE KUNST DER

sinnlichen
Aromatherapie

Anleitung zum Gebrauch aromatischer Öle und Essenzen
für Liebende

Nitya Lacroix

mit Sakina Bowhay

NEFF

INHALT

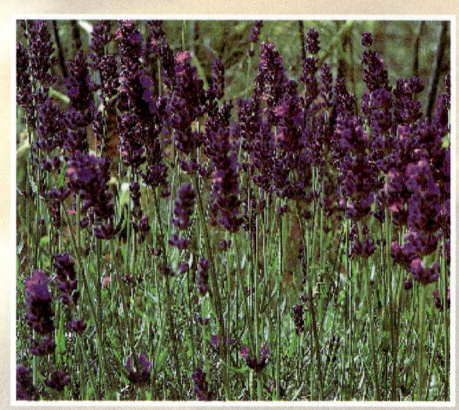
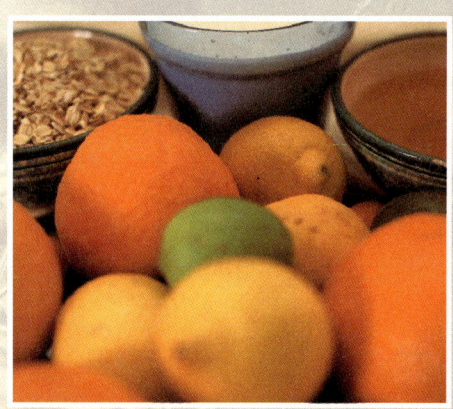
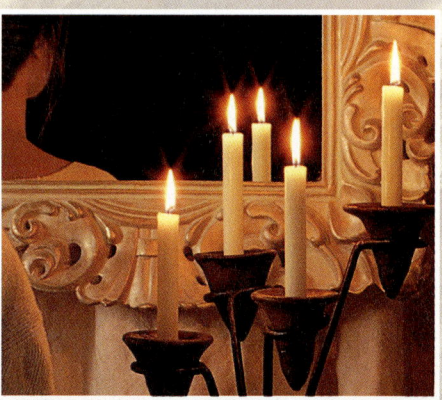

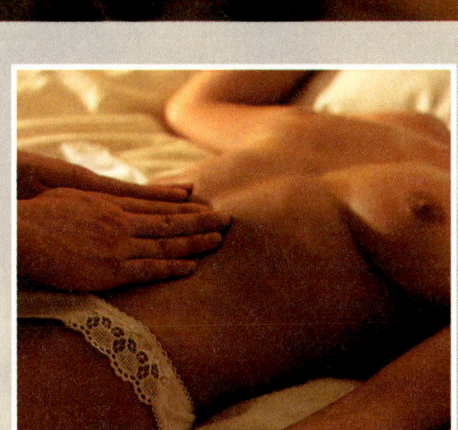
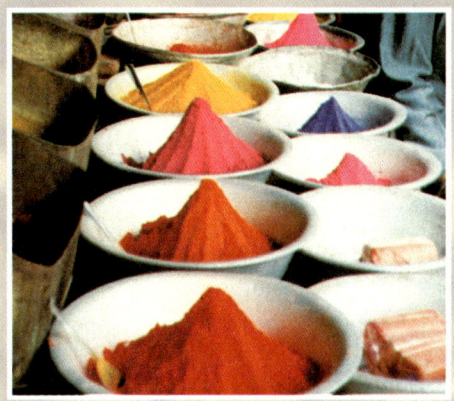
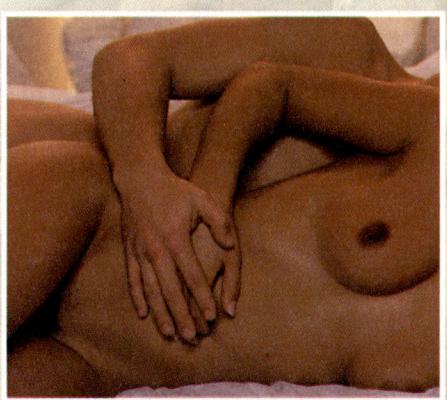

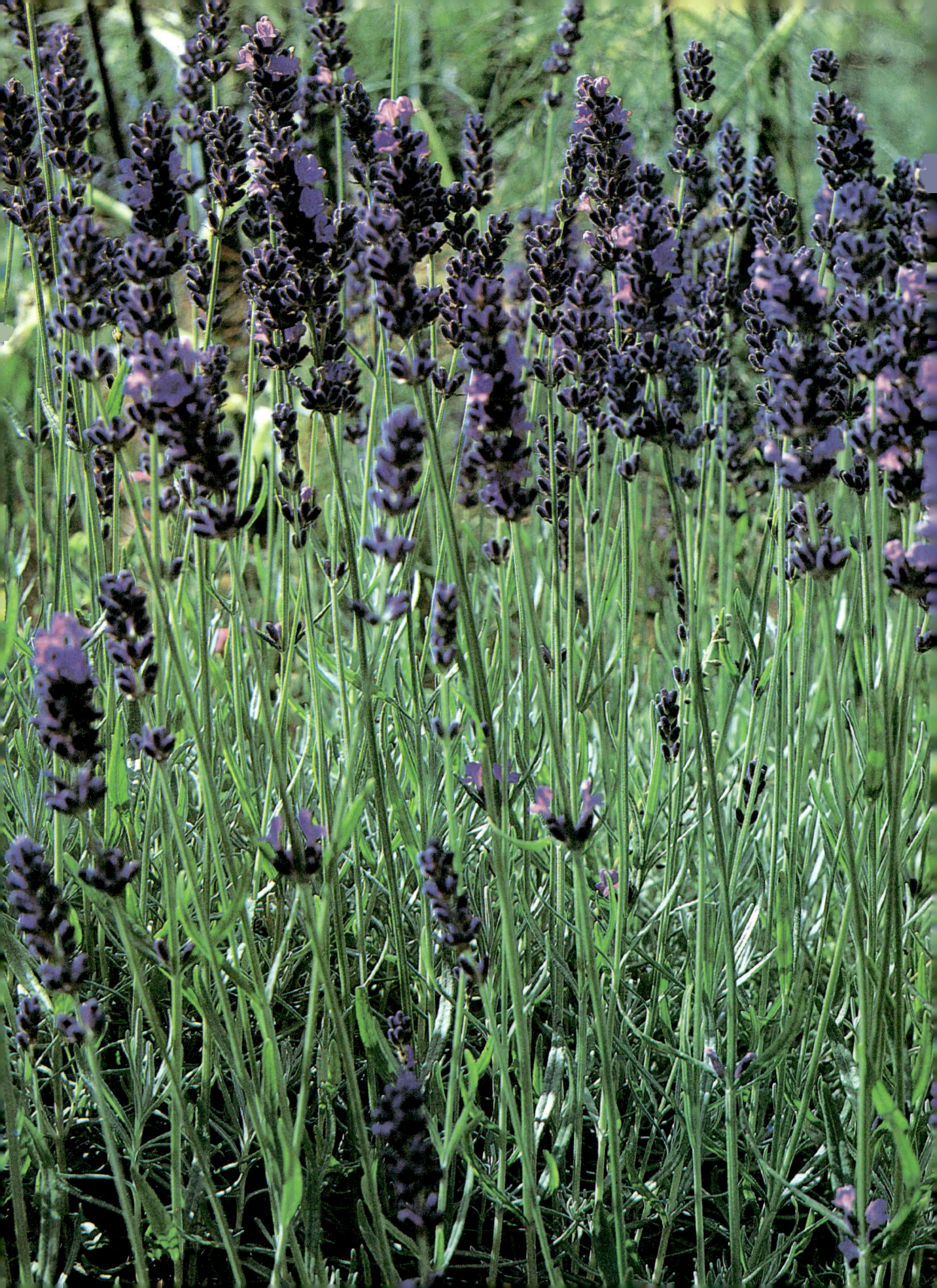

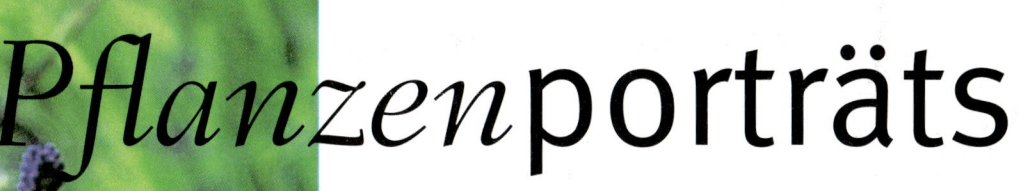

*Pflanzen*porträts

Ätherische Öle sind ein Geschenk der Natur und wurden von den Menschen zu allen Zeiten geschätzt. Diese aromatischen Essenzen bereichern jeden Lebensaspekt – ob sie zur Beruhigung und Heilung von Körper und Geist angewendet werden, um die Haut zu verschönern, zur Steigerung der Sinnlichkeit und der Lustgefühle oder zur Erweiterung des spirituellen Bewußtseins. Die Aromen werden durch unterschiedliche Destillationsmethoden aus Früchten, Blumen, Kräutern, Gewürzen und Hölzern gewonnen. Durch eine entsprechende Anwendung können Sie die Düfte des Waldes in Ihr Haus holen, die Stimmung eines sonnendurchfluteten Zitrushains, die exotischen Düfte des Orients, die kräftigen Aromen eines Gewürzmarkts und die Kräuterdüfte eines Landgartens.

Aromatische Öle sind ein Fest für unsere Sinne, ihre jeweiligen Eigenschaften üben ihren Zauber ganzheitlich aus. Wir haben für dieses Buch achtzehn Öle ausgewählt, damit unsere Leser sie kennen- und schätzenlernen. Die Auswahl erfolgte besonders aufgrund ihrer Eigenschaft, Sinneswahrnehmungen zu steigern, aphrodisierend zu wirken oder Gefühle hervorzurufen. Sie wurden vorwiegend für Liebespaare ausgesucht, um Schönheit und Vergnügen in das Leben derjenigen zu bringen, die ihre Freude am Sinnlichen und die Ekstase erotischer Liebe zelebrieren wollen. Gleichzeitig tragen Sie dazu bei, körperliche und emotionale Spannungen abzubauen.

BASILIKUM
(*Ocimum Basilium*)

Erotisch

Das Kraut Basilikum hat ein süßes, würziges Aroma mit einer Spur Kampfer und wird vielfach mit Liebe, Verführung und Fruchtbarkeit in Verbindung gebracht. Man sagt ihm nach, anregend auf die Sinne und auf die elementarsten sexuellen Instinkte zu wirken – junge Italienerinnen benutzten es, um ihre Auserwählten zu becircen.

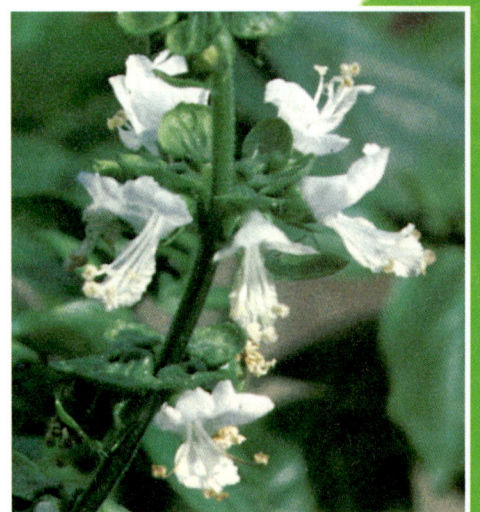

Das ätherische Öl des Basilikums, das aus den Blättern und Blütenspitzen des Strauchs gewonnen wird, kann benutzt werden, um eine sexuelle Beziehung, die an Intensität oder Interesse verloren hat, wiederzubeleben, oder wenn jemand ängstlich oder unerfahren ist. Einige behaupten, der Name stamme von „Basileus", dem griechischen Wort für „König", da der wunderbare Duft wirklich königlich ist. Ursprünglich stammt Basilikum aus Indien, wo es einen Mythos gibt, nach dem die Hindugötter Krishna und Vishnu ihm schützende und inspirierende Eigenschaften verliehen. Heutzutage wächst Basilikum auf der ganzen Welt, am meisten jedoch in Südeuropa, Nordafrika, auf Java, den Seychellen und in Nordamerika.

Die kräftigenden, anregenden und heilenden Eigenschaften des Basilikums helfen bei geistigen, emotionalen und körperlichen Ermüdungszuständen. Als Zusatz zu einem Öl, das auf die entsprechende Stelle aufgetragen wird, nimmt es die Erschöpfung von verspannten, müden Muskeln. Es soll gegen Kopfschmerzen, Infektionen der Atemwege, Stirnhöhlenerkrankungen, Asthma und Erkältung wirken.

Vorsicht: Nicht in der Schwangerschaft benutzen. Achtung bei empfindlicher Haut.

B E R G A M O T T E
(Citrus Bergamia)

Spirituell

Wenn Bergamotte einer Mischung aphrodisierender Öle beigegeben wird, können seine anregenden, verführerischen und belebenden Eigenschaften die sinnliche Stimmung eines Paares deutlich anregen. Ob es in einer Duftlampe benutzt wird oder mit Ölen, vermengt zur Massage: das wunderbare Zitronen- und Blumenaroma trägt dazu bei, die Stimmung der Geliebten zu steigern und in Gleichklang zu bringen. Bergamotte ist ein Geschenk für jede Beziehung, es fügt einer Ölmischung die Eigenschaften Glück und Zufriedenheit bei.

Die Essenz der Bergamotte wird häufig für Parfüms benutzt. Sie gibt auch dem Earl-Grey-Tee seinen ganz bestimmten Geschmack. Bergamotte wird von einem kleinen Baum gewonnen, der hauptsächlich in Italien und in einigen Gegenden Afrikas wächst. Die Essenz wird durch das Auspressen der Schalen seiner ungewöhnlichen Zitrusfrüchte gewonnen. Sie kann angewendet werden, wenn der Partner ängstlich oder deprimiert ist oder wenn er zu heftigen Temperamentsausbrüchen neigt, da sie Spannungen und Angstzustände vermindern kann. Bergamotte wirkt fiebersenkend und wird für die Behandlung von Infekten im Harntrakt angewendet. Es kann außerdem lindernd auf das Verdauungs- und Atmungssystem wirken, den Appetit anregen und den Genesungsprozeß fördern.

Vorsicht: Nicht auf Haut auftragen, die der Sonne oder ultraviolettem Licht ausgesetzt ist. Bei empfindlicher Haut sind Reizungen möglich.

PFEFFER
(Piper nigrum)

Erotisch

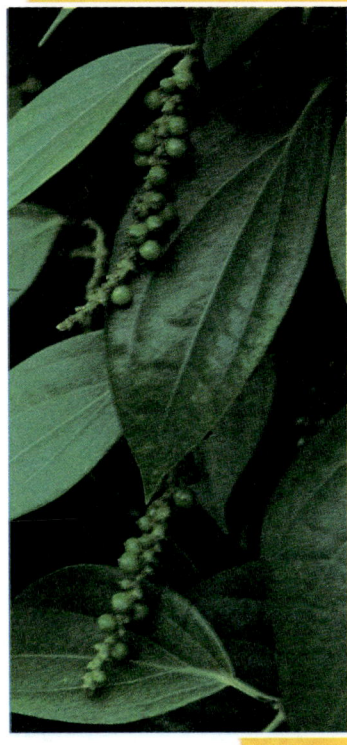

Pfeffer gibt dem Liebesleben Würze und Vitalität. Aufgrund seiner wärmenden, durchdringenden und stärkenden Eigenschaften hat Pfeffer den Ruf, ein Aphrodisiakum zu sein. Sein bernsteinfarbenes Ölextrakt wird benutzt, um die Flamme der Leidenschaft wieder zu entfachen, wenn sie durch mangelndes Interesse oder durch Vertrautheit erloschen ist.

Durch die Geschichte hindurch findet man Aufzeichnungen über die Anwendung von Pfeffer als Aphrodisiakum. Zu Zeiten der Römer wurde er großzügig benutzt, nicht nur als Gewürz beim Kochen, sondern auch, um den Männern Kraft und Vitalität für ihre Leistungen sowohl auf dem Schlachtfeld als auch im Schlafzimmer zu geben. Bei den Baderitualen der Römer, die oft Vorbereitung einer Nacht voller Sinnenfreuden waren, vermischten Sklaven Pfefferessenz mit den Ölen, die sie zur Salbung ihrer Herren benutzten.

Das ätherische Öl des Pfeffers gewinnt man durch Destillation der roten Beeren der Pflanze, die vor der Reife gepflückt und dann in der Sonne getrocknet werden. Vor der Entdeckung des Seewegs nach Indien wurde Pfeffer buchstäblich mit Gold aufgewogen.

Ein stimulierendes ätherisches Öl, das Verspannungen bei kalten, verkrampften Muskeln lösen und die Elastizität erhöhen kann. Die würzigen Eigenschaften des Pfeffers können außerdem den Geist beleben und Müdigkeit vertreiben.

Vorsicht: Das ätherische Öl des Pfeffers kann bei einigen Hauttypen zu Irritationen führen.

ATLAS-ZEDER

(Cedrus atlantica/Juniperus virginiana)

Spirituell

Die Essenz der Atlas-Zeder ist ein äußerst anregendes Öl, das benutzt werden kann, um die Empfindungen zu stimulieren, und das dem Paar somit hilft, sich bei der Liebe auf das Hier und Jetzt zu konzentrieren, wodurch der körperlichen Vereinigung eine spirituellere Dimension gegeben werden kann. Ängste, die mit Sexualität in Zusammenhang stehen, werden beschwichtigt.

Die Atlas-Zeder ist ein schöner und majestätischer Nadelbaum. Das ätherische Öl wird durch Destillation aus dem Holz gewonnen; seit jeher wurde es für seine die Entspannung und Meditation unterstützenden Eigenschaften geschätzt. Die Zeder findet in der Bibel häufig Erwähnung, meist im Zusammenhang mit Fruchtbarkeit. In vielen Teilen der Erde ist sie als „Lebensbaum" oder als „Baum der Götter" bekannt und stellt ein bekanntes Symbol für Glauben und Stärke dar. Überall auf der Welt wachsen unterschiedliche Arten der Zeder, in der Aromatherapie wird aber meistens die Cedrus atlantica verwendet.

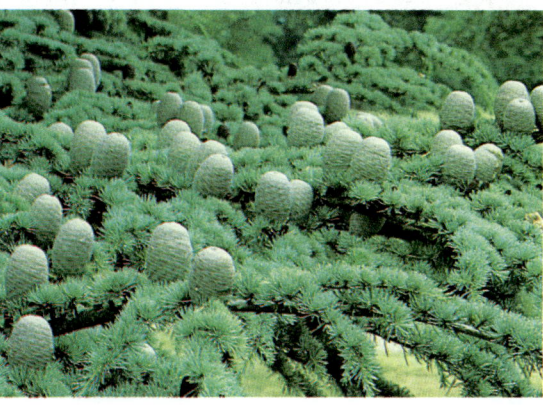

Das trockene, holzige Aroma der Atlas-Zeder kann auf ängstliche Gemüter beruhigend wirken. Es wirkt unter anderem positiv auf die Atemwege. Seine beruhigenden Eigenschaften dienen in der Hautpflege der Erhaltung jugendlicher Schönheit. Das ätherische Zedernöl beruhigt gereizte Haut oder Juckreiz der Kopfhaut und wirkt besonders gut bei fettiger Haut.

Vorsicht: Nicht in der Schwangerschaft benutzen.

MUSKATELLERSALBEI
(Salvia sclarea)

Erotisch

„Euphorisch" ist der Ausdruck, der am häufigsten mit Muskatellersalbei in Verbindung gebracht wird. Es ist ein sehr sinnliches Öl, das sowohl aphrodisierende Qualitäten haben soll als auch entspannende und beruhigende, die Hemmungen abbauen können. Es ist ein besonders nützliches Öl, um die Libido zu steigern, wenn einer oder beide Partner unter Streß stehen.

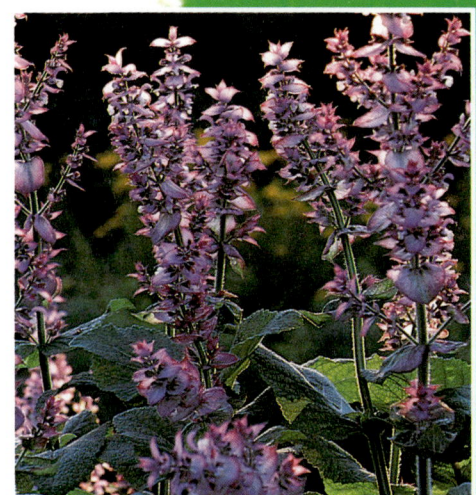

Muskatellersalbei hat ein starkes, trockenes und nussiges Aroma, das einen leichten Rauschzustand hervorrufen kann, und ist imstande, einer Liebesnacht einen Hauch wilder und zügelloser Hemmungslosigkeit zu geben. Das Öl fördert kreative Gedanken, doch da es auch einschläfernd sein kann, sollte es am besten nur zum Vergnügen oder zur Entspannung benutzt werden. Es sollte nicht benutzt werden vor einer Tätigkeit, die erhöhte Konzentration erfordert.

Wegen seiner leicht berauschenden Eigenschaften wurde Muskatellersalbei in der Vergangenheit in der weißen Magie benutzt, um das Interesse der gewünschten Person zu entfachen. Ganz bestimmt steigert seine Essenz, mit anderen Ölen gemischt, die Sinnlichkeit einer Körpermassage beim Vorspiel.

Muskatellersalbei wird in vielen Ländern angebaut; das Öl wird durch Destillation der Blütenspitzen und der Blätter gewonnen. Es hilft bei der Behandlung von Verdauungs- und Atemwegsstörungen sowie bei streßbedingter Unfruchtbarkeit der Frau.

Vorsicht: Nicht in Verbindung mit Alkohol oder in größeren Dosen verwenden, da dann Übelkeit droht. Nicht in der Schwangerschaft oder bei starken Menstruationsblutungen anwenden.

WEIHRAUCH
(Boswellia carteri)

Spirituell

Das betörende, harzige Aroma des Weihrauchs bringt einer Beziehung Tiefe und Bedeutung, denn seine besinnliche und ermutigende Essenz steigert die körperliche und geistige Liebe. Da es das Bewußtsein auf allen Ebenen erhöht, kann Weihrauch denjenigen helfen, die auf der Suche nach innerem Frieden und der Erkenntnis ihrer eigenen Wahrheit sind. In einer Beziehung angewandt, kann er die Kommunikation intensivieren.

Seit undenklichen Zeiten wird Weihrauch benutzt, um die Spiritualität zu wecken und zu fördern. Er wurde in Kirchen, Tempeln oder an Kultstätten verbrannt, man glaubte, der betörende Duft des Weihrauchs könne in den Himmel aufsteigen und das Paradies parfümieren. Bekannt ist er für seine transformatorischen und bewußtseinserweiternden Eigenschaften und dafür, den Geist mit Ruhe und Frieden zu erfüllen. Deshalb wird diese Essenz sowohl zur Förderung der Meditation als auch der Ausgelassenheit benutzt.

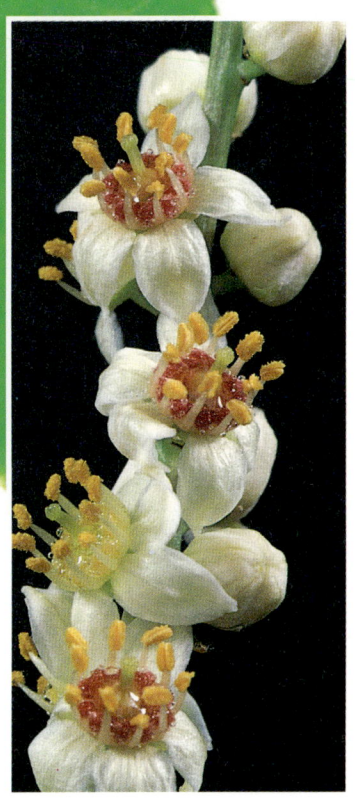

Wird er innerhalb der Wohnräume benutzt, dann kann Weihrauch die Sinne anregen, den Geist nähren, die Seele trösten und die Gefühle in Einklang bringen.

Weihrauch ist ein Destillat aus harzigem Kautschuk, den ein kleiner Laubbaum absondert, der ursprünglich aus dem Nahen Osten stammt, heute aber auch in Nordafrika vorkommt. Er unterstützt das Atmungs- und Verdauungssystem, fördert die Erhaltung einer jugendlichen Haut, und in Kombination mit anderen Ölen wirkt er besonders bei reifer und fettiger Haut.

Keine bekannten Nebenwirkungen.

INGWER
(Zingiber officinalis)

Erotisch

Durch sein beißendes und würziges Aroma kann ein wenig Ingwer eine Liebesbeziehung anheizen und ihr Vitalität geben. Er bringt eine Wärme, die erkaltete Gefühle schmelzen läß, und ein Knistern, welches das Liebesverlangen stimuliert.

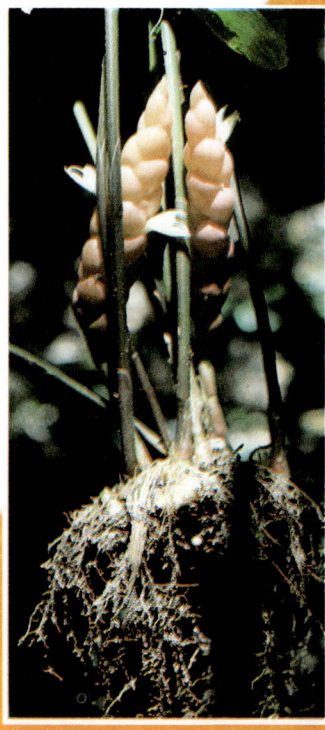

Ingwer wird schon immer wegen seiner schmackhaften und heilenden Eigenschaften benutzt, sein Ruf als Aphrodisiakum scheint aber genauso verbreitet zu sein. Die Römer haben sich seiner sexuell anregenden Qualitäten bedient, indem sie Ingwer einem warmen Wein zugaben, der außerdem mit Zimt, Rhabarber und Vanille gewürzt war. Avicenna, der große persische Arzt und Philosoph, dem die Erfindung des Destillationsvorgangs zu verdanken ist, rühmte die Wirkung des mit Honig gemischten Ingwers als ein Heilmittel für Impotenz: es verbessere den Blutfluß zum Penis hin, und somit sei eine Erektion garantiert. Ein altes türkisches Rezept rät Paaren, Ingwer und Honig miteinander zu vermischen und nachts als Absud zu trinken, um die Leidenschaft zu entflammen und die Fruchtbarkeit zu steigern.

Ursprünglich stammt die Ingwerpflanze aus Asien und gedeiht in einem feucht-warmen Klima. Es war eines der ersten Gewürze, das auf den alten Handelsstraßen seinen Weg nach Europa fand. Aus der Wurzel der Pflanze wird das ätherische Öl durch Destillation gewonnen – es hat kräftigende und wärmende Eigenschaften und wirkt stimulierend auf den ganzen Körper. Als Zusatz zu einer Massageölmischung wärmt und lockert es verkrampfte Muskeln.

Vorsicht: Ingwer kann zu Reizungen bei empfindlicher Haut führen.

GERANIUM

(Pelargonium graveloens/
Pelargonium odoratissimum)

Spirituell

Viele Menschen mögen diese beliebte und schöne Pflanze ganz besonders, denn auf vielen Fensterbänken und Balkonen überall auf der Welt erfreuen ihre strahlend bunten Blüten das Auge. Obwohl diese Pflanzen im allgemeinen als Geranien bekannt sind, wären sie eigentlich Pelargonien zu nennen. Die Essenz fördert das Gleichgewicht in einer Beziehung, denn von allen ätherischen Ölen kommen seine Eigenschaften der Yin- und Yang-Balance am nächsten. Deshalb kann Geranium dabei helfen, die grundsätzlichen Unterschiede männlicher und weiblicher Energie in Einklang zu bringen; es befähigt das Paar zu größerem gegenseitigem Verständnis.

Die Geraniumessenz wirkt weder stimulierend noch entspannend; indem sie jedoch einer Ölmischung beigegeben wird, erhält diese Eigenschaften, die das Wohlbefinden fördern und wiederherstellen. Als Massageöl, Badezusatz oder in einer Duftlampe erfüllt Geranium die Atmosphäre mit seinem reichen Blumenduft.

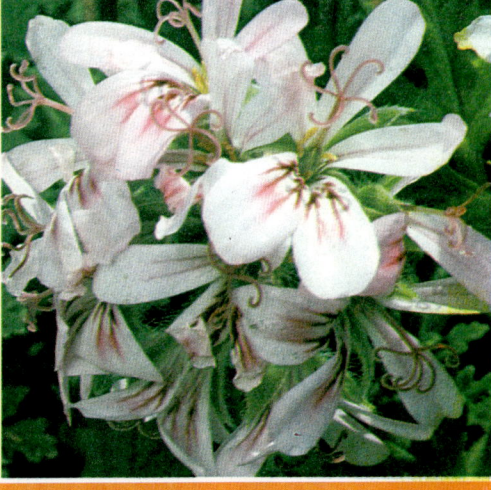

Nur wenige Arten des Geraniums werden wegen ihres ätherischen Öls angebaut. Die Essenz des Geraniums wird häufig in Parfüms oder Seifen verwendet und ist außerdem gut zur Hautpflege geeignet, da sie von allen Hauttypen vertragen wird. Sie wirkt belebend auf den Kreislauf und ausgleichend auf das Hormonsystem. **Geranium hat keine bekannten Nebenwirkungen, jedoch sollten Menschen mit empfindlicher Haut vorsichtig sein, wenn sie das ätherische Öl als Badezusatz benutzen.**

JASMIN

*(Jasminium officinalis/
Jasminium grandiflorum)*

Erotisch

Das berauschende und exotische Parfüm der weißen, sternenförmi-
gen Jasminblüten wirkt auf Männer und Frauen gleichermaßen
verführerisch. Diese romantische Pflanze verströmt ihr exquisites
Aroma hauptsächlich bei Nacht; will man ihren therapeutischen
Wert in Form des ätherischen Öls nutzen, muß sie in den frühen
Morgenstunden gepflückt werden.

Jasmin hat eine uralte Geschichte als Aphrodisiakum und Lie-
bespflanze, denn er wurde schon immer für Zaubertränke und bei
Zaubersprüchen benutzt. Er ist ein duftendes Symbol der Liebe, ver-
spricht tiefe und dauerhafte Gefühle. In Indien wird er bei Hoch-
zeiten zusammen mit anderen Blumen zu einem Kranz für die Braut
verflochten. In einem indischen Mythos wird von einer schönen
Prinzessin erzählt, die sich in den Sonnengott, verliebt hatte. Weil
er ihr durch seine Zurückweisung das Herz gebrochen
hatte, nahm sie sich das Leben. Wunderschöne
Jasminbüsche wuchsen dort, wo man ihre Asche
verstreut hatte. Da der Sonnengott für den Tod der
Prinzessin verantwortlich war, verströmt der Jasmin
seinen himmlischen Duft nur bei Nacht.

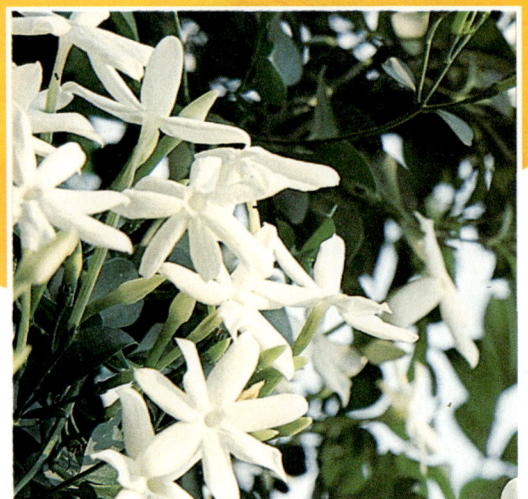

Jasmin stammt ursprünglich aus Asien, wo er als hei-
lige Blume gilt. Der sinnliche Charakter des Jasminöls
bringt einer sexuellen Beziehung Kraft und Wärme.
Jasmin kann dem Massageöl beigegeben werden, um
Vertrauen zu stärken sowie zur körperlichen Entspannung.

Vorsicht: Nicht in der Schwangerschaft benutzen.

WACHOLDER
(Juniperus communis)

Erotisch

Wacholder ist die Pflanze des Beschützens. Negative Gefühle, die aus einer vorherigen Beziehung herrühren, werden beseitigt, und er gibt Kraft, Mut und Unterstützung beim Aufbau einer neuen. Er hat bekanntlich eine aphrodisierende Wirkung – früher wurde er Tränken und Mixturen, die Liebe und Verlangen wecken sollten, beigegeben, er galt aber auch als ein Schutz gegen die Krankheiten des Teufels. Das ätherische Öl der Wacholderbeeren fördert die Entschluß-kraft und gibt Schutz, wenn sich in einer Be-ziehung das Vertrauen erst aufbauen muß. Es

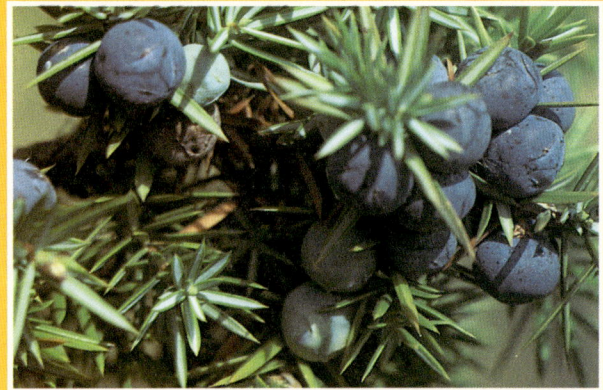

wird aus den reifen, blauen Beeren gewonnen, die auch ein wichtiger Bestandteil des Gins sind und ihm seinen ganz bestimm-ten Geschmack geben. Sein Aroma paßt gut zu anderen Ölen.

Wacholder wird schon immer als ein Schutz für Körper und Geist benutzt. In Großbritannien wurde Wacholder früher über die Haustüren gehängt, um die Hexen in der Nacht vor dem 1. Mai fernzuhalten, und oft verbrannte man sein Holz, um Dämonen zu verscheuchen.

Das ätherische Öl kann dabei helfen, seelische Belastungen abzubauen und emotionale Reserven zu schaffen, besonders dann, wenn jemand in der Liebe zuviel von sich selbst gegeben hat. Wacholderbeere ist ein hervorragendes Mittel zur Entschlackung. In kleineren Dosen angewandt wirkt es beruhigend. Wenn die Dosis erhöht wird, hat es eine anregende Wirkung.

Vorsicht in der Schwangerschaft oder bei Nierenerkrankungen.

LAVENDEL
(Lavendula officinalis)

Spirituell

Lavendel hat seine ganz spezifische Schönheit. Kaum etwas ist schöner anzusehen als die violett-blauen Blüten, die sich an einem sonnigen Tag leicht im Wind wiegen, während der klare, leichte und blumige Duft die Luft mit diesem ganz besonderen Aroma erfüllt.

Zwar ist das ätherische Lavendelöl an sich kein Aphrodisiakum, jedoch ist es eine Wohltat für das Herz, und wegen seiner entspannenden und ausgleichenden Eigenschaften benutzen es viele Menschen, wenn sie sich auf eine Liebesnacht vorbereiten. Lavendel ist ein sehr beliebter Bestandteil von Potpourris und Düften für das Schlafzimmer. Durch ihre heilenden und pflegenden Eigenschaften kann diese Essenz einer Beziehung Ruhe und Frieden bringen.

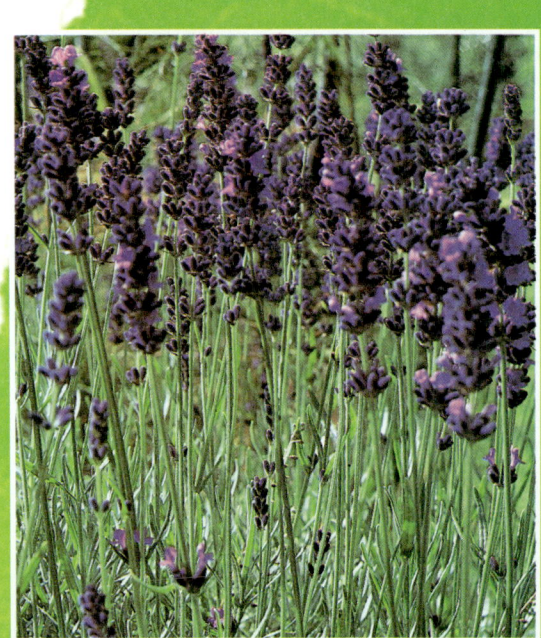

Aufgrund seiner vielfältigen Eigenschaften und da er sich gut kombinieren läßt, ist Lavendel eines der beliebtesten ätherischen Öle in der Aromatherapie.

Das ätherische Öl ist ein Destillat aus den Blättern, Blüten und Stengeln der Pflanze. Die ägyptischen Pharaonen benutzten es als Duft, die Römer badeten in Lavendelwasser. Es kann gut als Schmerzmittel benutzt werden, es mildert Schmerzen und Verspannungen in den Muskeln, lindert Schnittwunden, Kratzer und Verbrennungen. Es ist ausgezeichnet zur Pflege aller Hauttypen geeignet und fördert das Wachstum einer neuen, gesunden Haut.

Vorsicht: Nicht während der ersten drei Monate einer Schwangerschaft verwenden.

L I M O N E
(Citrus acris/Citrus aurantifolia)

Spirituell

Ein paar Tropfen Limone, die man einer für die Liebe bestimmten Mischung ätherischer Öle beigibt, regen den Appetit auf Lust und Leidenschaft an und erfüllen die Atmosphäre mit Freude und Leichtigkeit. Bei denjenigen, die sich selbst ein wenig zu ernst nehmen, fördert Limone das Gefühl von kindlicher Ausgelassenheit und von Spaß.

Limone hat ein scharfes, süßes und appetitliches Zitrusaroma, das Körper und Geist erfrischt und Energien wieder auflädt, wenn die Kraft verbraucht ist. Zur Gewinnung des ätherischen Öls wird die Schale der Frucht ausgepreßt, die an sich grün ist, manchmal aber auch gelblich gefärbt sein kann.

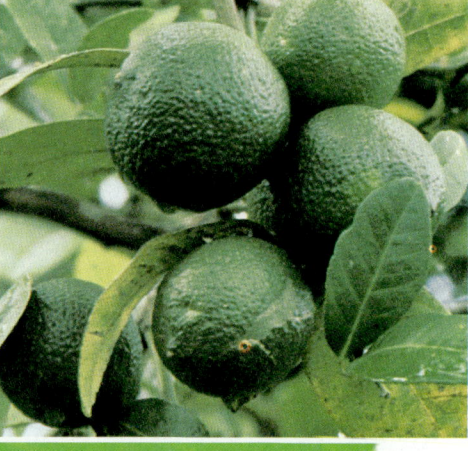

Die Limonenblüte ist ein Symbol für die unsterbliche und ewige Liebe. Als Philemon und Baucis den Gott Zeus baten, er möge sie auch durch den Tod nicht trennen, verwandelte er sie in zwei Limonenbäume, die Seite an Seite wuchsen. In vielen Geschichten wird eine perfekte Ehe mit dem Gedeihen zweier nebeneinander wachsender Limonenbäume verglichen, die Blüten und Früchte hervorbringen, jedoch niemals im Schatten des anderen stehen.

In einer Ölmischung auf den Körper aufgetragen wirkt Limone anregend auf das Verdauungssystem und kann Genesenden zur Anregung des Appetits gegeben werden. Limone fördert die Spannkraft der Haut, erfrischt sie und ist besonders wirkungsvoll bei fettiger Haut. **Vorsicht: Dieses ätherische Öl kann die Unverträglichkeit von Sonnenlicht steigern. Reizungen der empfindlichen Haut sind möglich.**

NEROLI
(Citrus aurantium/citrus vulgaris)

Erotisch

Die Orangenblüte, aus der Neroli gewonnen wird, symbolisierte in ihrer langen Geschichte, die sie als Lieferantin von Duftstoffen bereits hat, immer sowohl Verführung als auch sexuelle Reinheit. Jahrhundertelang wurde die Orangenblüte in den Brautstrauß gebunden, um Glück und Zufriedenheit, aber auch Fruchtbarkeit zu wünschen. Eine Braut, die eine Orangenblüte in ihrem Haar trug, brachte damit ihre Jungfräulichkeit zum Ausdruck. Andererseits benutzten Madrids „Frauen der Nacht" vor einigen Jahrhunderten den betörenden, bittersüßen Duft des Neroli, um ihre Kunden anzulocken und zu verführen.

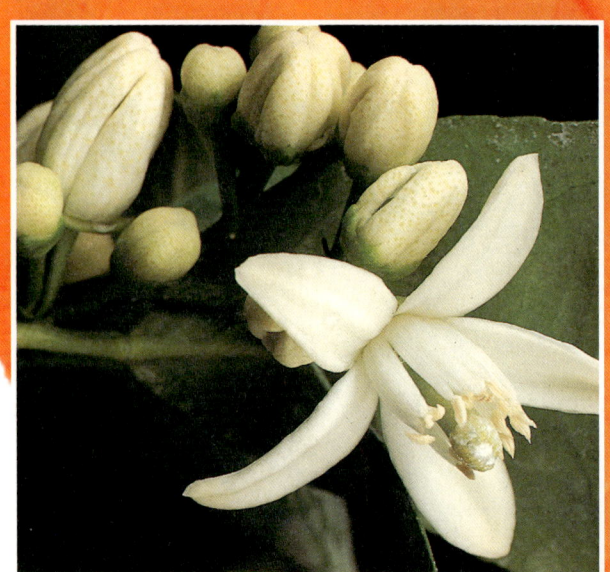

Zwar kommt Neroli von den bitteren Orangenbäumen Sevillas, der Name jedoch stammt von dem Titel einer italienischen Prinzessin, Anne-Marie von Nerola, die mit dem Duft ihre Handschuhe und ihr Badewasser parfümierte. Viele vornehme Frauen folgten diesem Beispiel. Neroli hat auch eine lange Geschichte als Zutat in Liebestränken, besonders zur Förderung der Manneskraft. Da es sowohl aphrodisierend als auch entspannend wirkt, kann es bei sexuellen Problemen, die auf Ängste zurückzuführen sind, die Kommunikation erleichtern und den Partnern dabei helfen, eine größere Klarheit zu gewinnen. Es wirkt stärkend auf das gesamte System und ist besonders hilfreich bei Schockzuständen.

Keine bekannten Nebenwirkungen.

ORANGE

(Citrus vulgaris/Citrus aurantium)

Spirituell

Wie die meisten der ätherischen Zitrusöle, so bringt auch die Orange die fröhliche Wärme, den Sonnenschein und die Helligkeit ihres Heimatlands in das Leben der Liebenden. Indem es eine freudige und sinnliche Stimmung heraufbeschwört, kann dieses ätherische Öl einer langjährigen Partnerschaft, bei der sich vielleicht Langeweile eingestellt hat, neuen Schwung geben. Das süße, warme Zitrusaroma bringt die Vitaliät beim Liebesakt zurück.

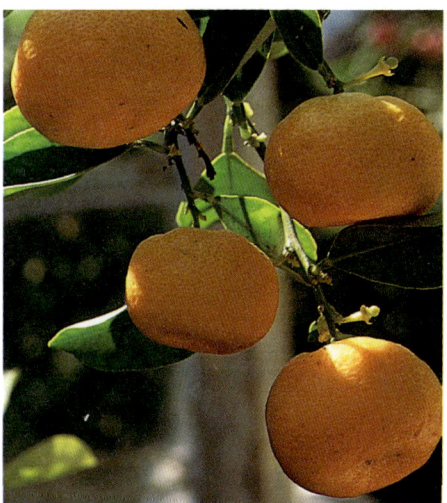

Orange und Neroli haben den gleichen Ursprung. Die Orangenessenz gewinnt man aus den Früchten des Baumes, Neroli aus seinen Blüten. Eigentlich stammt der Baum aus China, heute wächst er aber auch in Frankreich, Portugal, Nord- und Südamerika und den Mittelmeerländern. In der Mythologie ist die Orange der „goldene Apfel", diejenige Frucht, die Juno Jupiter anläßlich ihrer Himmelshochzeit reicht. In vielen Ländern ist es Brauch, daß ein Junge und ein Mädchen, die noch unverheiratet sind, einander eine Orange schenken, was als kleiner Liebeszauber zwischen den beiden wirken soll.

Es ist ein sehr erfrischendes Öl, man fühlt sich wach und fröhlich, gleichzeitig entspannt. Es beruhigt das Nerven- und Verdauungssystem, in einem Massageöl wirkt es gegen Verspannungen bei schmerzenden, verkrampften Muskeln. Es reinigt das Blut und hilft so, die Haut zu entgiften und verjüngen.

Vorsicht: Ätherisches Orangenöl kann die Unverträglichkeit von Sonnenlicht steigern. Reizungen der empfindlichen Haut sind möglich.

PATCHOULI

(Pogostemon patchouli)

Erotisch

Patchouli hat ein intensives, moschusähnliches, lang haftendes Aroma, das sowohl mit weltlicher Sinnlichkeit als auch mit spiritueller Erhöhung assoziiert wird. In dem Ruf, ein sexuell-provokanter Duft zu sein, stand es schon immer. Seine Popularität wuchs während der sechziger Jahre; es wurde zum bevorzugten Duft während der Hippie-Ära der „freien Liebe".

Den Duft von Patchouli muß man entweder lieben oder hassen. Als Ingredienz von Liebestränken und -zaubern gilt es seit jeher als ein Aphrodisiakum mit geradezu magischen Kräften. Das sinnliche Moschusaroma, das von ihm ausgeht, läßt Hemmungen schwinden. Es fördert einerseits die Lust, andererseits aber auch das Gespräch zwischen Menschen über ihre physischen und emotionalen Bedürfnisse. Es kann den Geist erhöhen und nähren und wurde zur Unterstützung von Meditation und Kontemplation zusammen mit Sandelholz und Weihrauch benutzt. Die

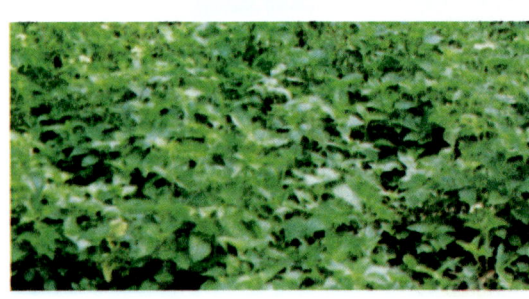

Herkunftsländer des Patchouli sind Malaysia und Indien. Heutzutage wird es auch in der Karibik, China, Indonesien und Paraguay angebaut.

In der Parfümherstellung dient es häufig als Fixiermittel, indische Frauen benutzen es in unterschiedlichen kosmetischen Mitteln. Bei Angstzuständen und Depressionen wirkt das Patchouliöl beruhigend. Abhängig von seiner Dosierung kann es entweder anregend oder verführend wirken.

Keine bekannten Nebenwirkungen.

ROSE
(Rosa centifolia/damascena/gallica)

Erotisch

Die schöne Rose ist ein Symbol der Liebesgöttin Venus. Eine größere Ehre hätte man dieser wunderbaren Blume, die für ihre die Liebe anregenden und heilenden Eigenschaften schon immer bewundert wurde, nicht erweisen können. Es ist ein Duft, der die Emotionen steigert und der dabei hilft, über eine vergangene Liebe hinwegzukommen, indem er schmerzliche Gefühle lindert. Die Rose hat eine natürliche Verbindung zum Herzen: So, wie sich ihre Blüten öffnen, um die Wärme der Sonne zu empfangen, öffnet sie das Herz für zärtliche Gefühle.

Schon immer wurde die Rose als eine Blume der Verführung angesehen. Von der klugen Königin Kleopatra heißt es, sie habe ihre erste Liebesnacht mit Markus Antonius auf einem Teppich verbracht, der auf einer Schicht Rosenblätter ausgebreitet war. Im alten Rom und Ägypten wurden Rosenblätter verstreut, die das Glück bewahren sollten.

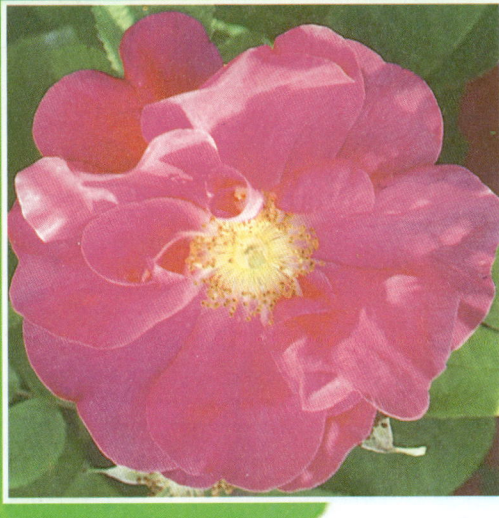

Das ätherische Öl wird aus den Rosenblättern durch Enfleurage gewonnen, einem Prozeß, bei dem geruchlose Öle mit dem Duft frischer Blumen angereichert werden. Die Blumen werden in den frühen Morgenstunden gepflückt, wenn ihre Duftstoffe und ihr therapeutischer Nutzen am optimalsten sind. Da man durch diesen Prozeß nur geringe Mengen Öl gewinnt, ist es auch so kostspielig. Rosenöl hat eine ganz bestimmte Verbindung zum weiblichen Fortpflanzungssystem, es soll auch bei Frigidität wirken.

Vorsicht: Nicht in der Schwangerschaft verwenden.

S A N D E L H O L Z

(Santalum Album)

Erotisch

Wenn der süße und holzige Duft des Sandelholzes in der Luft liegt, beschwört er die Geheimnisse des Orients herauf. Dieses ätherische Öl kann das geistige wie körperliche Wohlbefinden von Männern und Frauen herstellen und vergrößern.

In Indien wird es in Form von Räucherstäbchen in Tempeln zur Verehrung der Götter abgebrannt, als Sandelholzpaste dient es bei spirituellen und rituellen Sexualpraktiken. Die Anhänger der Tantratechniken reiben ihre Körper damit ein, um die Göttlichkeit sexueller Ekstase zu zelebrieren. Im „Kamasutra", das detaillierte Darstellungen von Liebespositionen gibt, wird auch die Benutzung von Salben und Hölzern erwähnt, meistens aus Sandelholz.

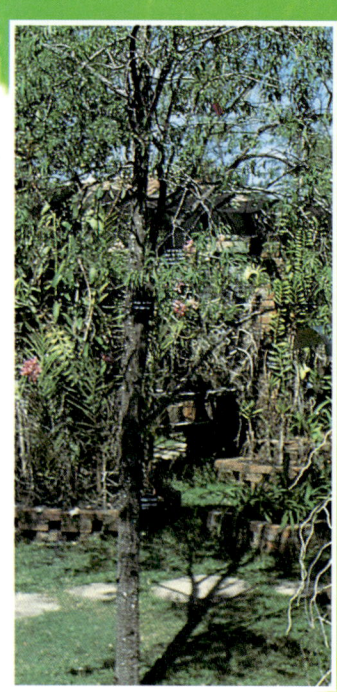

Die Sandelholzessenz begünstigt emotionale Offenheit in einer Beziehung und steigert die körperliche Sinnlichkeit. Als Aphrodisiakum ist Sandelholz gut geeignet, denn es hilft den Partnern, quälende Gedanken zurückzulassen und sich den sinnlichen Freuden ihrer Körper hinzugeben. Sandelholz kann auch dabei helfen, alte Denk- und Verhaltensweisen abzulegen.

Sowohl in Indien als auch in Ägypten wurde Sandelholz den Kosmetika beigegeben, um die Schönheit und Jugendlichkeit der Frauen zu erhalten. Sandelholz kann den Prozeß der Befreiung von Angst, Sorgen und Schuld unterstützen, es bringt einem Menschen das Gefühl innerer Ruhe zurück, wodurch es eine große Hilfe bei der Meditation ist. In der Hautpflege wirkt es besonders gut bei empfindlicher, aber auch bei trockener und reifer Haut.

Keine bekannten Nebenwirkungen.

YLANG YLANG
(Cananga odorata)

Erotisch

Der süße, berauschende Duft von Ylang Ylang hat eine starke aphrodisierende Wirkung, steigert die Libido und verstärkt die Anziehung zwischen Liebenden. Dieser sinnliche und verführerische Ruf führte dazu, daß es in Indonesien zu einem Symbol für Flitterwochen wurde. Ylang-Ylang-Blüten werden dort über die Betten Neuvermählter gestreut, um Braut wie Bräutigam etwas Gutes zu tun. Auf den Südseeinseln werden diese Blumen am Hochzeitstag im Haar und im Blütenkranz getragen.

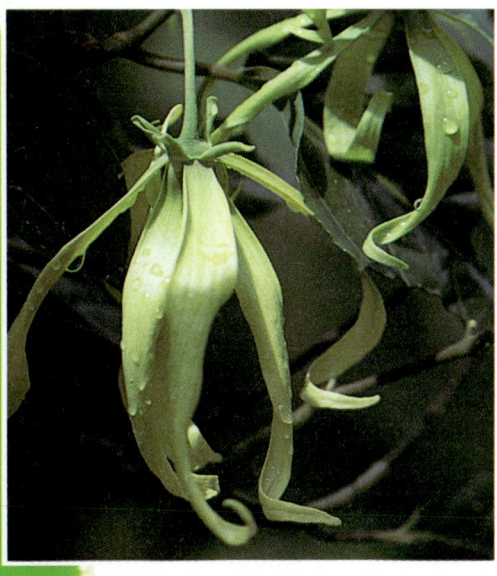

Das ätherische Öl dieser schweren und leicht berauschenden exotischen Blüte wirkt Wunder auf das Herz und das Nervensystem. Menschen, die bei der Liebe überängstlich oder besonders aufgeregt sind, werden beruhigt, und ermüdete Energien werden wieder geweckt. Auf die Gefühlsebene bezogen, kann dieses ätherische Öl dazu beitragen, Zorn, Schock, Panik und Angst zu besänftigen; in Zeiten von Schwierigkeiten, Veränderungen und Unruhe kann es sich als wahrer Freund erweisen. Gefühle der Eifersucht, Frustration und Irritation lassen sich damit lindern. Wenn man es also in einer Liebesrezeptur verwendet, bewirkt man, daß sich Geist und Seele öffnen und daß der Liebesakt zu einer sinnlicheren und erotischeren Erfahrung wird.

Die Ylang-Ylang-Essenz ist für fettige und trockene Haut gleich gut geeignet und kann zur Straffung des Busens verwendet werden. **Vorsicht: Hohe Konzentrationen dieses schweren, süßen Duftes können bei einigen Menschen Kopfschmerzen oder Übelkeit verursachen.**

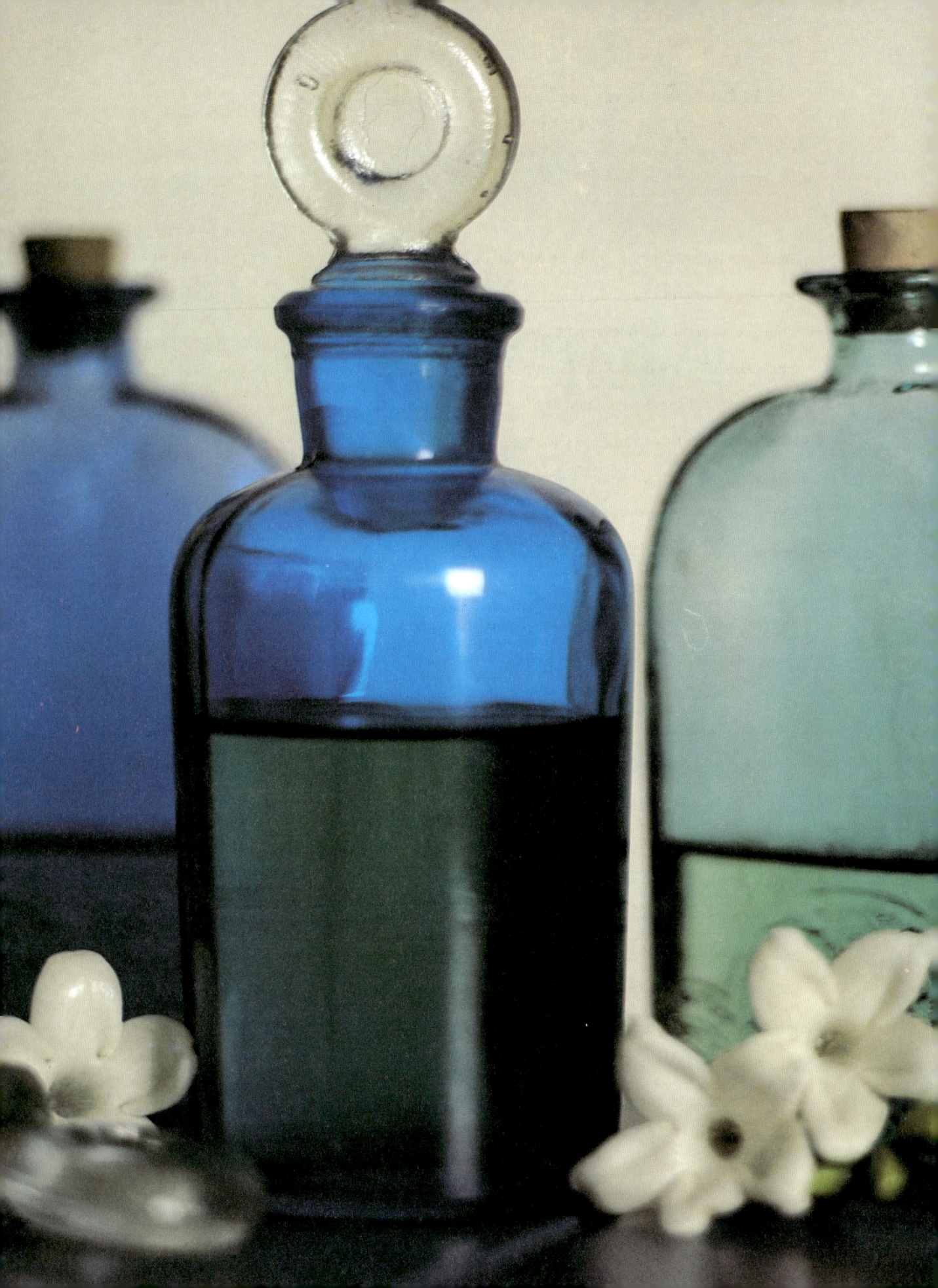

DIE BASISÖLE DER AROMATHERAPIE

Mit Basisölen, die in diesem Buch immer wieder erwähnt werden, sind diejenigen Pflanzenöle gemeint, denen die ätherischen Öle beigegeben werden. Indem man die aromatischen Essenzen mit einem Basisöl oder einer Kombination von empfohlenen Basisölen vermischt, können die Wirkstoffe eines ätherischen Öls großflächiger auf den Körper aufgetragen werden, und sie können ein größeres Stück Hautoberfläche durchdringen. Ätherische Öle sind sehr konzentriert und sollten niemals direkt auf die Haut aufgetragen, sondern mit einem Basisöl gemischt werden.

Basisöle können mit oder ohne ätherische Öle benutzt werden, um eine Massage zu vereinfachen. Die Haut erhält den notwendige Feuchtigkeitsfilm, so daß die Massage mit sinnlichen und fließenden Griffen ausgeführt werden kann. Das ist besonders wichtig, weil die Hände dann leichter über den Körper gleiten und sich ihm genau anpassen können, was den beruhigenden und belebenden Aspekt einer liebenden, zärtlichen Berührung steigert.

Die Basisöle, die in diesem Buch empfohlen werden, tragen auch zur Pflege der Haut bei, sie enthalten alle essentiellen Fettsäuren und Vitamine, die zur Gesunderhaltung der Haut nötig sind. Die Konsistenz und Beschaffenheit der Öle ist unterschiedlich.

Die Basisöle, auch als Trägeröle bekannt, sind in Bioläden erhältlich. Man sollte die unbehandelten, kaltgepreßten Öle den hitzebehandelten vorziehen. Denken Sie daran, die Flasche nach dem Öffnen im Kühlschrank aufzubewahren.

Mandelöl: Dieses Öl hat eine leicht klebrige Konsistenz. Es kann entweder pur benutzt werden oder mit einem leichteren Pflanzenöl angereichert. Mandelöl enthält eine Vielzahl von Vitaminen und Mineralien, unter anderem Vitamin D. Für alle Hauttypen geeignet.

Avokadoöl: Ein nährstoffreiches Basisöl mit einer hohen Konzentration an Vitaminen, Protein, Lezithin und essentiellen Fettsäuren. Es ist recht zähflüssig und sollte am besten mit einem leichteren Pflanzenöl gemischt werden. Eignet sich besonders für reife, faltige und trockene Haut sowie bei Juckreiz.

Traubenkernöl: Ein beliebtes Öl für die Massage, da es eine leichte Konsistenz hat, von der Haut sofort aufgenommen wird und für alle Hauttypen geeignet ist. Es ist geruchsneutral, und seine Wirksamkeit kann durch Zugabe eines der pflegenderen Öle, wie etwa Mandelöl, wesentlich gesteigert werden.

Jojobaöl: Ein Öl, das reich an Vitamin E ist und auch pur oder zusammen mit anderen Basisölen für alle Hauttypen benutzt werden kann.

Olivenöl: Ein nährstoffreiches Öl, das Vitamin E enthält und sich zur Behandlung von rauher, trockener oder rissiger Haut eignet.

Sonnenblumenöl: Aufgrund seiner leichten, nicht klebrigen Konsistenz kann es sowohl pur als auch zusammen mit nährstoffreicheren Ölen für Massagen benutzt werden.

Weizenkeimöl: Ein Öl mit konservierender Wirkung. Eine kleine Menge, die man einer Basismischung beigibt, erhält deren Frische. Sein Gehalt an Vitamin E macht es besonders wertvoll für reife und trockene Haut.

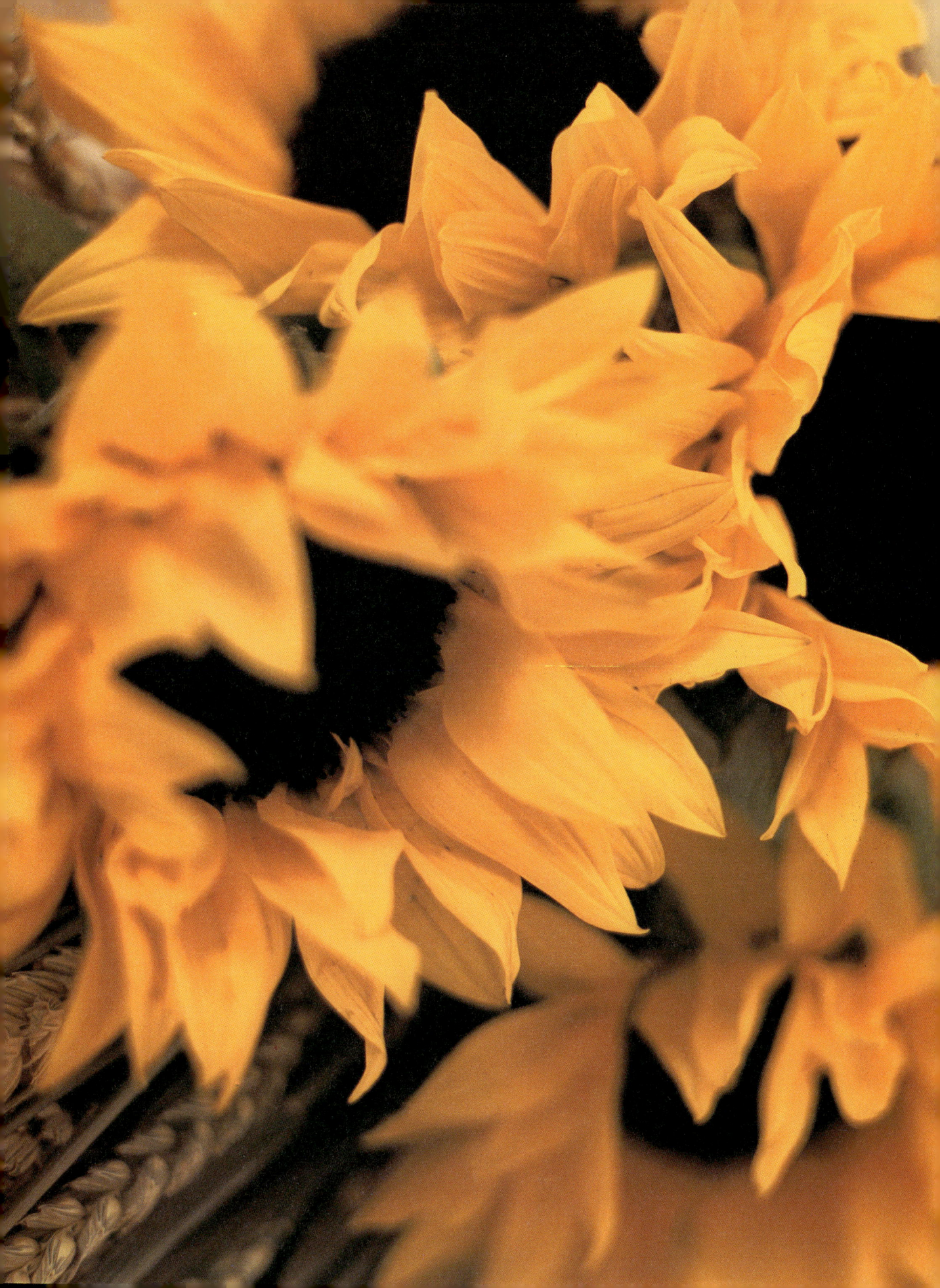

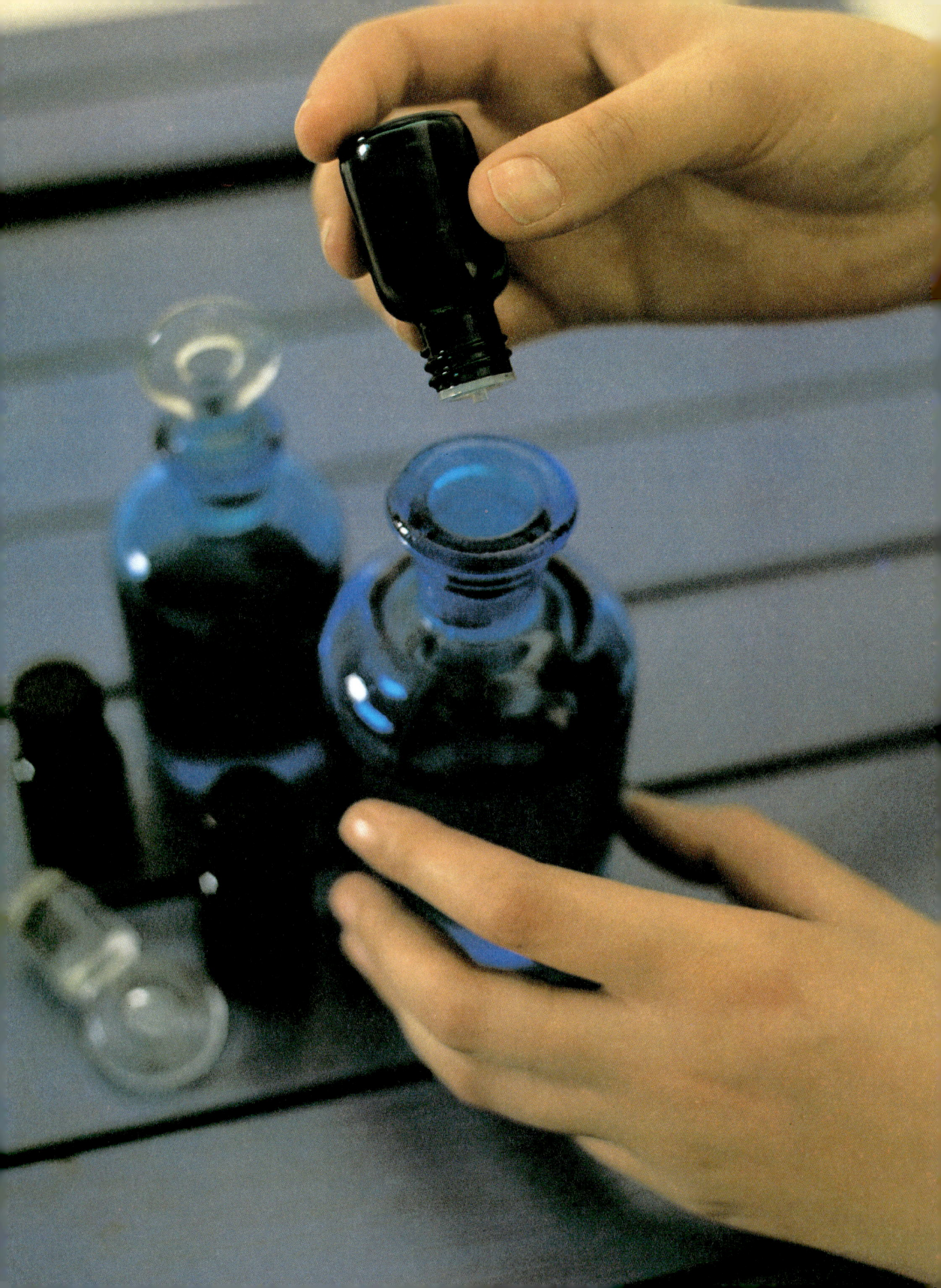

MISCHEN UND
LAGERN

Ätherische Öle sind sehr empfindlich, verfliegen leicht, und ihre chemische Zusammensetzung verändert sich, wenn sie der Sonne oder der Luft ausgesetzt werden, was sich nachteilig auf ihren therapeutischen Wert auswirkt. Setzen Sie die Flaschen mit ätherischem Öl in getönte Glasbehälter, die Sie dunkel und, wenn möglich, kühl aufbewahren sollten. Verschließen Sie die Flasche nach jedem Öffnen sofort wieder. Wenn das ätherische Öl mit einem reinen Pflanzenöl vermischt und in einer Glasflasche mit festem Verschluß aufbewahrt wird, bleibt die Wirksamkeit mehrere Monate erhalten; in einer Massageschale aus Glas oder Keramik hält es sich einen Tag. Ätherische Öle sollten nicht in Plastikbehältern aufbewahrt werden.

Allergie-Test: Vor der Anwendung ist ein Allergie-Test empfehlenswert, um sicherzustellen, daß das entsprechende ätherische Öl bei empfindlicher oder zu Allergien neigender Haut geeignet ist. Geben Sie einen Tropfen des ätherischen Öls auf einen Wattebausch, und streichen Sie damit vorsichtig über die Innenseite Ihres Arms. Waschen Sie die Hautstelle 24 Stunden lang nicht. Sollte sich ein Juckreiz, eine Rötung oder irgendeine andere Form von allergischer Reaktion zeigen, dann benutzen Sie dieses ätherische Öl nicht.

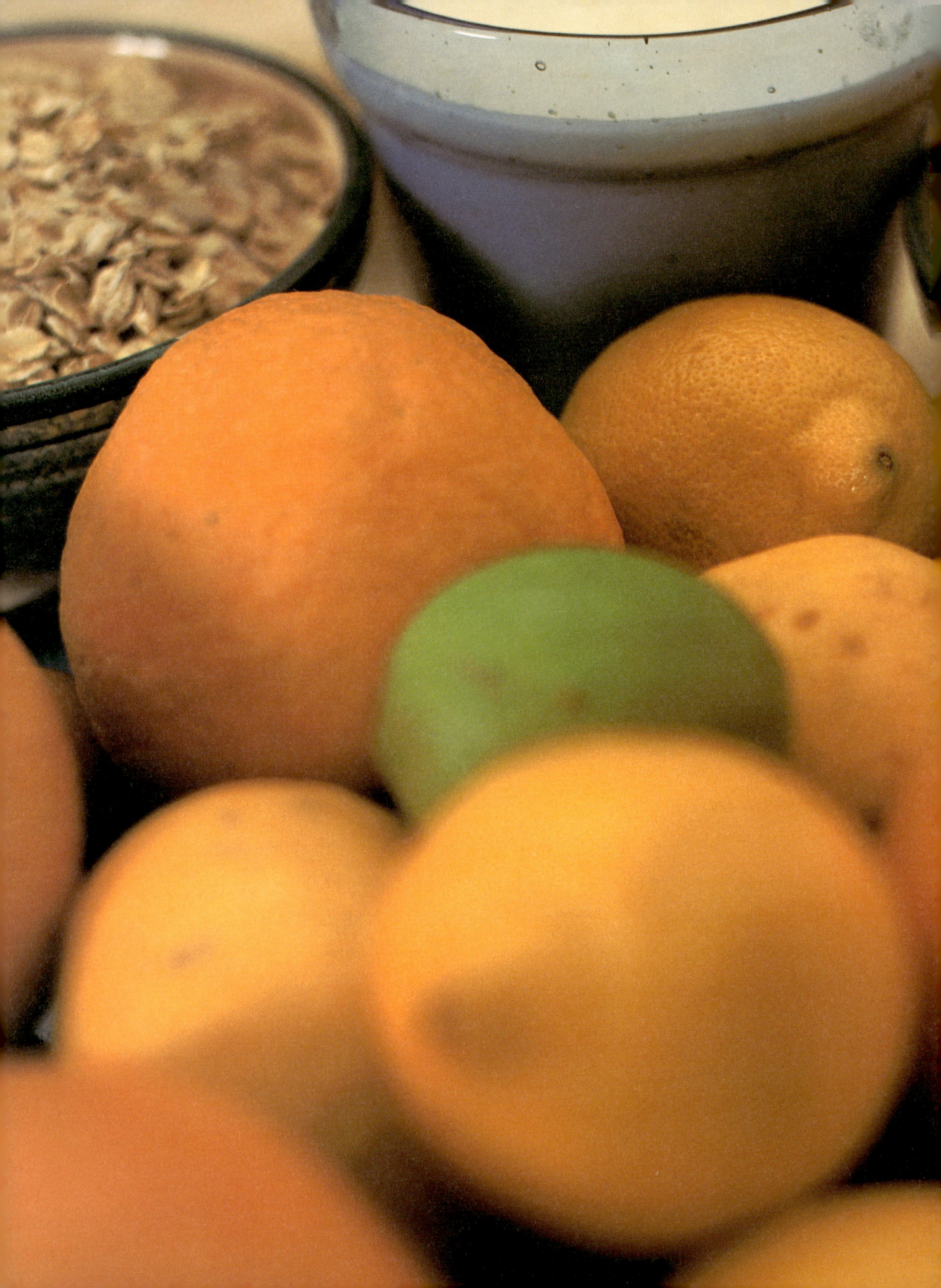

Schönheitspflege

Seit jeher mischte man Duftstoffe, aus Pflanzenessenzen gewonnene Inhaltsstoffe und nährende Öle, wie etwa Oliven- und Mandelöl, mit tierischen Fetten, um den Körper zur Schönheitspflege, aber auch zum Zwecke der Verführung und der körperlichen Liebe damit einzureiben.

Für die Haut- und Körperpflege bietet die Natur heilende, beruhigende, reinigende und aufbauende Wirkstoffe, mit denen sich nur wenige synthetische Kosmetikprodukte vergleichen lassen. Diese natürlichen Inhaltsstoffe sind rein, lebendig und vital, sie sind reich an Vitaminen, Mineralien und Enzymen, die nährend auf die neuen Zellen wirken, Unreinheiten beseitigen und die natürliche pH-Balance der Haut erhalten. Sie können außerdem dabei helfen, schädliche Einflüsse der Umwelt auf die Haut abzuwehren. Nachdem die Kosmetikindustrie lange Zeit von synthetischen Chemikalien dominiert wurde, ziehen viele Menschen jetzt wieder Produkte mit natürlichen Inhaltsstoffen vor.

Viele dieser natürlichen Heilkräfte finden Sie in Ihrer Küche. Nüsse, Früchte, Gemüse, Öle, Fette, Kräuter, Naturjoghurt, Hafermehl und Honig sind nur einige der Produkte, die die Grundlage der Hautpflege bilden können. Zusätzlich benötigen Sie nur noch einige Utensilien zum Verrühren, so daß Sie mit Hilfe der Ihrem Hauttyp entsprechenden Ölrezepte eine Gesundheits- und Schönheitsfarm bei sich zu Hause einrichten können.

Viele der aphrodisierenden ätherischen Öle, die in diesem Buch beschrieben werden, sind außerdem von großem Nutzen in der Hautpflege. Einige Öle wurden im ersten Kapitel nicht erwähnt; da sie jedoch für ihre die Haut heilende Wirkung bekannt sind, wurden sie in die folgende Liste jener ätherischen Öle aufgenommen, die für einen bestimmten Hauttyp bzw. für einen bestimmten Zustand der Haut am geeignetsten sind:

Normale Haut: Weihrauch, Geranium, Jasmin, Lavendel, Palmarosa, Patchouli, Kamille, Rose, Sandelholz.

Fettige Haut: Bergamotte, Atlas-Zeder, Zypresse, Weihrauch, Geranium, Grapefruit, Wacholder, Limone, Ylang Ylang.

Trockene Haut: Karotte, Kamille, Geranium, Jasmin, Lavendel, Neroli, Palmarosa, Rose, Sandelholz.

Mischhaut: Geranium, Lavendel, Jasmin, Palmarosa, Rose.

Reife Haut: Karotte, Zypresse, Weihrauch, Geranium, Lavendel, Neroli, Palmarosa, Rose, Rosenholz.

Unreine Haut: Bergamotte, Atlas-Zeder, Wacholder, Lavendel, Patchouli, Teebaum.

Rissige Haut: Benzoe, Karotte, Geranium, Lavendel, Patchouli.

Empfindliche Haut: Kamille, Lavendel, Neroli, Rose.

GESICHTSREINIGUNG

Das Beste, was Sie für Ihre Haut tun können, sind ein ausgewogener Lebensstil, ausreichend Schlaf, eine gesunde Ernährung und viel Bewegung. Bei einer Ernährung mit frischem Obst und Gemüse, Ballaststoffen und reichlich Wasser werden Ihre inneren Organe gleichzeitig versorgt und gereinigt, was eine positive Auswirkung auf Ihre Haut hat und sie frisch aussehen läßt. Eine tägliche Pflege der Haut ist aber genauso wichtig. Sie muß gereinigt, mit Nährstoffen versorgt und vor schädlichen Umwelteinflüssen geschützt werden, so daß sie nicht frühzeitig altert. Die Rezepte mit ätherischen Ölen, die auf diesen Seiten empfohlen werden, sind in Kombination mit anderen natürlichen Zutaten dafür gut geeignet, denn die Öle werden von der Haut leicht aufgenommen. Das Wachstum gesunder Zellen wird angeregt, und aufgrund ihrer Wirkung auf die Talgproduktion (ein Sekret, das von den Talgdrüsen in der Haut produziert wird) können die Rezepte bei jedem Hauttyp mit großem Erfolg angewandt werden.

Reinigen Sie Ihre Haut zweimal täglich. Morgens, um abgestorbene Zellen und Giftstoffe zu entfernen; abends, um die Haut von Make-up, Schmutz und anderen Unreinheiten zu säubern. Blumenwasser, das Sie entweder in Apotheken und Bioläden erhalten oder zu Hause selbst herstellen können (siehe Rezept 1), ist ein gutes Reinigungsmittel für die Haut. Geben Sie es auf einen Wattebausch, und reiben Sie Ihr Gesicht damit ab.

REZEPT 2
Reinigung der geschminkten Haut

Geben Sie auf 15 ml (3 TL) unparfümierter Reinigungscreme oder -lotion:

Bei fettiger Haut:
1 Tropfen Wacholderbeeren

Bei trockener Haut:
1 Tropfen Palmarosa

Bei normaler Haut:
1 Tropfen Lavendel

Bei reifer Haut:
Entweder 1 Tropfen Rose, Kamille oder Karotte

Auf jeweils 10 ml (2 TL) unparfümierte Lotion 1 Tropfen ätherisches Öl direkt in den Behälter geben oder 10 ml (2 TL) in ein anderes Glas umfüllen. Mit einem Wattestäbchen umrühren und stets gut verschlossen halten.

REZEPTE FÜR DAMPFBÄDER

REZEPT 1

Normale/trockene Haut:

Sandelholz, Kamille

Geben Sie in eine Schale

kochendes Wasser:

2 Tropfen Sandelholz

3 Tropfen Kamille

REZEPT 2

Normale/fettige Haut:

Wacholderbeeren, Geranium

Geben Sie in eine Schale

kochendes Wasser:

2 Tropfen Wacholder

3 Tropfen Geranium

REZEPTE FÜR GESICHTSMASKEN

REZEPT 1

Normale/trockene Haut:

Geben Sie zu einer

zerdrückten Banane:

30 ml (6 TL) Hafermehl.

Rosenwasser für eine

streichfähige Paste.

Auf das Gesicht auftragen.

10–20 Minuten wirken lassen.

Ein Gesichtsdampfbad mit ätherischen Ölen eignet sich ebenfalls sehr gut zur Reinigung der Haut und um Giftstoffe zu entfernen. Die Blutzirkulation wird angeregt, und überschüssiges Fett, das die Poren verstopfen kann, wird aufgeweicht und gelöst. Sie können einmal in der Woche ein Dampfbad machen, bei empfindlicher Haut oder erweiterten Äderchen sollten Sie vorher jedoch fachmännischen Rat einholen.

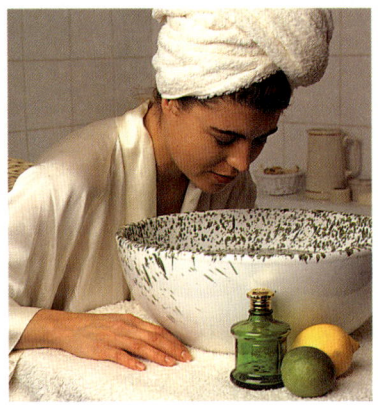

DIE AROMATISCHEN ZUTATEN REINIGEN SANFT IHRE HAUT

Füllen Sie eine Schale mit kochendem Wasser, und geben Sie bis zu 5 Tropfen des gewählten ätherischen Öls (siehe Rezepte) hinzu. Seien Sie besonders vorsichtig, um die Schale nicht umzustoßen, und legen Sie sich ein Handtuch um den Kopf, so daß der Dampf nicht entweichen kann. Schließen Sie Ihre Augen, und genießen Sie für etwa 3 bis 5 Minuten die entspannende Wirkung des warmen Dampfs auf Ihrem Gesicht. Erfrischen Sie Ihr Gesicht nach dem Dampfbad mit kaltem Wasser, und tupfen Sie es mit einem Handtuch trocken. Tragen Sie dann eine Feuchtigkeitspflege auf (siehe folgende Seite).

Es macht Spaß und ist außerdem eine günstige Schönheitspflege, wenn man sich eine Gesichtsmaske aus Lebensmitteln selbst zusammenstellt. Einmal in der Woche kann man eine

Rubbelmaske auftragen, die Unreinheiten entfernt und die Poren verkleinert. Sehen Sie sich in Ihrer Küche nach Zutaten für eine Maske um. Avocado ist reich an Mineralien und Vitaminen und wirkt nährend bei trockener und reifer Haut. Banane versorgt die Haut mit Feuchtigkeit, und sie wird wieder zart, besonders wenn sie der Sonne ausgesetzt war. Naturjoghurt ist gut bei Mischhaut und bei fettiger Haut, denn er wirkt reinigend und straffend. Honig beruhigt und heilt, und Hafermehl, das einer Mischung beigegeben wird, hat einen exfolierenden Effekt, der jedem Hauttyp guttut, besonders aber, wenn die Haut trocken, allergisch oder rissig ist. Mineralhaltige Tonerde, wie etwa Kaolin oder Bleicherde, die man fertig in den meisten Apotheken kaufen kann, sind natürliche Reinigungsmittel, die Giftstoffe in den tieferen Schichten der Haut entfernen können.

AUGEN, UND ENT... **SIE SICH, WÄHREND DIE MASKE TROCKNET**

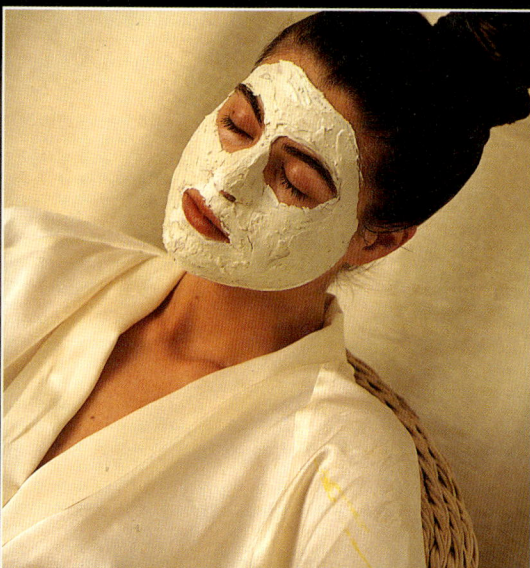

REZEPT 2

Normale/fettige Haut

Geranium, Limone

Reichlich Hafermehl auf 100 ml (20 TL) Naturjoghurt, um eine feste Paste zu erhalten, und 5 ml (1 TL) warmer Honig, außerdem:

1 Tropfen Geranium

1 Tropfen Limone

10–12 Minuten einwirken lassen.

REZEPT 3

Reife/trockene Haut

Rose, Kamille oder Karotte

Eine halbe, zerdrückte Avocado, 30 ml (6 TL) Jojobaöl, 1 Kapsel Nachtkerzenöl und 30 ml (6 TL) Crème double, außerdem:

1 Tropfen Rose

1 Tropfen Kamille oder Karotte

15 Minuten einwirken lassen.

FEUCHTIGKEIT UND MASSAGE FÜR DAS GESICHT

Um den größtmöglichen Nutzen aus Feuchtigkeitsprodukten und Gesichtsmassagen zu ziehen, sollten Sie beides zu einem festen Bestandteil Ihrer täglichen Hautpflege machen. Geben Sie aromatisierende oder pflegende ätherische Öle einer Basisölmischung bei, die aus reinen Pflanzen- oder Nußölen bestehen sollte und nicht aus solchen Ölen, die eine Mineralölbasis haben. Pflanzen- und Nußöle sind reicher an Vitaminen und werden auch von den tieferen Hautschichten leichter aufgenommen. Mischen Sie 10 ml (2 TL)

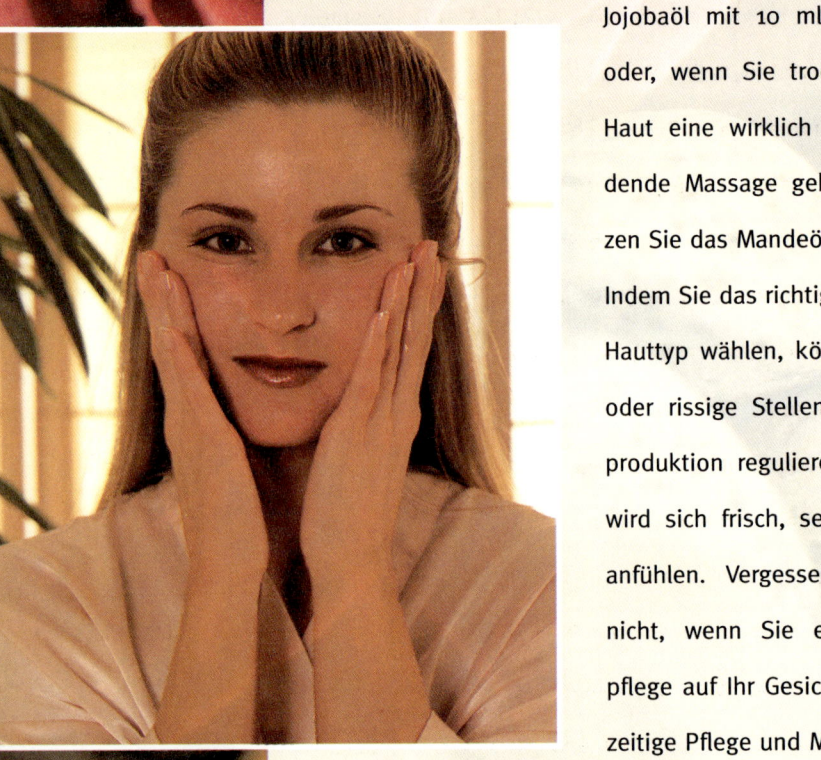

Jojobaöl mit 10 ml (2 TL) Mandelöl oder, wenn Sie trockener oder reifer Haut eine wirklich feuchtigkeitsspendende Massage geben wollen, ersetzen Sie das Mandeöl durch Avocadoöl. Indem Sie das richtige Rezept für Ihren Hauttyp wählen, können Sie trockene oder rissige Stellen heilen, die Talgproduktion regulieren, und Ihre Haut wird sich frisch, seidig und lebendig anfühlen. Vergessen Sie Ihren Hals nicht, wenn Sie eine Feuchtigkeitspflege auf Ihr Gesicht auftragen. Frühzeitige Pflege und Massage des Halses kann dazu beitragen, ein Doppelkinn sowie Altersfalten zu vermeiden. Eine Gesichts- und Halsmassage am Morgen gibt Ihnen die nötige Frische für den vor Ihnen liegenden Tag, und eine abendliche Massage beseitigt Anspannung und Streß. Das rhythmische Streichen Ihrer Fingerspitzen über Ihr Gesicht belebt die Haut und regt die Blutzirkulation an.

Wenn Sie Ihre Feuchtigkeitspflege mit sinnlichen aromatischen Essenzen anreichern, dann wird Sie deren Duft den ganzen Tag begleiten. Verteilen Sie das Feuchtigkeitsöl mit gereinigten Händen über Gesicht und Hals. Wenn Sie Rezept 1 oder 2 benutzen, dann klopfen Sie das Öl mit Ihrem Mittelfinger auch in die Partien unter den Augen ein. Es soll ohne Massage von selbst einziehen, damit die zarte Haut dort nicht zu sehr gezerrt wird. Verteilen Sie das Öl mit sanften, fließenden Bewegungen Ihrer Handflächen und Finger über das ganze Gesicht. Lassen Sie dann Ihre Fingerspitzen über die Stirn kreisen, und bewegen Sie Ihre Hände von der Mitte ausgehend zu den Seiten des Kopfs. Streichen Sie simultan mit Ihren Fingern über beide Schläfen. Fahren Sie dann mit leicht knetenden Bewegungen Ihres Daumens und Zeigefingers über die Ohrmuscheln, anschließend massieren Sie den Bereich hinter den Ohren. Streichen Sie in einer sanften Bewegung entgegen dem Uhrzeigersinn über die Wangen, dann mit etwas mehr Druck der Fingerspitzen über die Wangen und Schläfen. Danach können Sie die Haut beleben und die Blutzirkulation anregen, indem Sie mit klopfenden Bewegungen der Fingerspitzen rhythmisch über das ganze Gesicht fahren und mit dem Handrücken die Unterseiten des Kinns und des Kiefers bearbeiten. Entfernen Sie nun das Öl mit einem Kosmetiktuch von Ihren Händen, und beenden Sie diese belebende Massage, indem Sie mit klopfenden Bewegungen über die Kopfhaut fahren.

REZEPTE FÜR DAS GESICHT

REZEPT 1
Verwöhnend
Rose, Jasmin
Geben Sie auf 20 ml (4 TL) Ölmischung aus Jojoba- und Mandel- oder Avocadoöl:
3 Tropfen Rose
1 Tropfen Jasmin

REZEPT 2
Hoher Feuchtigkeitsgehalt
Sandelholz, Karotte, Lavendel
Geben Sie auf obengenannte Ölmischung:
1 Tropfen Sandelholz
1 Tropfen Karotte
2 Tropfen Lavendel

HANDPFLEGE

REZEPTE ZUR HANDPFLEGE

REZEPT 1

Feuchtigkeitsspendend

Patchouli, Geranium, Lavendel

Geben Sie auf 15 ml (3 TL) unparfümierter Handlotion oder 15 ml (3 TL) Olivenöl:

1 Tropfen Patchouli
2 Tropfen Geranium
1 Tropfen Lavendel

REZEPT 2

Für Zartheit und Duft

Karotte, Rose, Neroli

Geben Sie auf 15 ml (3 TL) unparfümierter Handcreme oder -lotion:

1 Tropfen Karotte
1 Tropfen Rose
1 Tropfen Neroli

Unsere Hände drücken unsere Kreativität aus. Bei allem, womit wir uns Tag für Tag beschäftigen, sind sie ständig im Einsatz. Unsere Hände geschmeidig und beweglich zu halten ist Voraussetzung für alles, was wir tun wollen. Genauso wichtig ist aber auch ihr Aussehen, denn gutgepflegte Hände sagen eine Menge über das Selbstwertgefühl eines Menschen aus.

Durch die auf dieser Seite aufgeführten Rezepte zur Handpflege bleiben Ihre Hände immer wohlriechend und zart. Regelmäßige Handmassagen und Nagelpflege, bei der Sie ätherische Essenzen zusammen mit reinen Ölen oder unparfümierten Cremes benutzen, werden Ihre Hände in einem tadellosen Zustand halten.

Wenn Ihre Hände aufgrund schlechten Wetters oder Überbeanspruchung rauh und rissig geworden sind, glätten Sie sie mit Hilfe der pflegenden Essenzen von Patchouli, Lavendel oder Geranium (Rezept 1), die nicht nur sehr sinnliche Öle sind, sondern auch die Heilung der Haut fördern. Geben Sie sie einer unparfümierten Handcreme bei oder, wenn Sie eine besondere Pflege wünschen, benutzen Sie Olivenöl, das reich an nährenden Stoffen ist. Im allgemeinen ist dieses Öl zu klebrig, um auf den Körper aufgetragen zu werden, aber bei rauhen, trockenen Händen können seine hervorragenden Eigenschaften geradezu Wunder bewirken.

Massieren Sie die Olivenölmischung in Ihre Hände, und lassen Sie sie fünfzehn Minuten in die Haut einziehen, nehmen Sie dann überschüssiges Öl mit einem weichen Lappen oder Handtuch ab.

Um Ihren Händen eine besondere Zartheit und Duft zu geben, der

dann auf eine bestimmte Person übergeht, der Sie die Hand gegeben haben oder deren Hände Sie gehalten haben, versuchen Sie
Rezept 2, bei dem Karottenöl mit Rosen- und
Neroliessenzen gemischt werden. Die Verbindung
von Karotten- und Rosenöl ist nicht nur gut für die
Haut, sondern beide zusammen ergeben auch
einen verführerischen Duft.

Eine gute Nagelpflege belohnt Sie mit phantastisch aussehenden Händen. Ihre Ernährung
wirkt sich am deutlichsten auf die Gesundheit Ihrer
Nägel aus. Wenn Sie den Zustand Ihrer Nägel verbessern wollen, dann massieren Sie sie mit der Ölmischung, die in Rezept 3 aufgeführt ist. Lassen
Sie das Öl einige Stunden einziehen, bevor Sie
sich die Hände waschen oder die Nägel lackieren.

Massieren Sie Ihre Hände täglich, wenn Sie eine aromatische
Creme oder Öl auftragen, selbst wenn es nur fünf Minuten für jede Hand
sind. Streichen Sie in kreisenden Bewegungen mit der einen Hand über
Rücken und Innenseite der anderen. Fahren Sie dann mit stärkerem
Druck des Daumens über beide Seiten, um die Zirkulation anzuregen,
die Muskeln und Sehnen zu entspannen und die Nervenenden zu
stimulieren. Drücken Sie die Hand kräftig zwischen Finger und
Handballen. Bewegen Sie anschließend Ihre Hand- und Fingergelenke,
um sie geschmeidig zu halten. Fahren Sie mit Daumen und Zeigefinger
leicht ziehend, von den Gelenken bis zu den Spitzen, über jeden Finger.

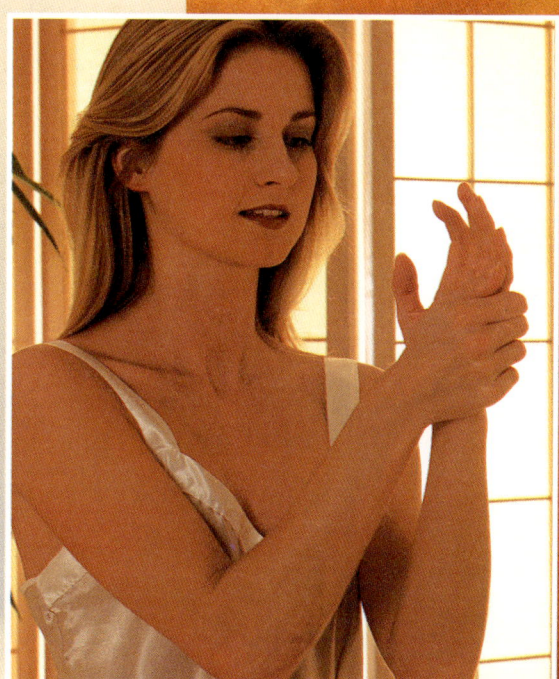

MASSIEREN SIE IHRE HÄNDE

JEDEN TAG GRÜNDLICH

REZEPT 3

Nagelpflege

Limone, Nachtkerzenöl

Geben Sie auf 5 ml (1 TL)

Avocadoöl und 5 ml (1 TL)

Jojobaöl:

1 Tropfen Limonenöl

1 Tropfen Nachtkerzenöl

FUSSPFLEGE

Bezogen auf die Schönheitspflege sind die Füße häufig derjenige Körperteil, der am häufigsten vernachlässigt wird, was daran liegen kann, daß man sie normalerweise nicht sieht. Jedoch können schöne, zarte, gutgepflegte Füße besonders reizvoll sein, vor allem, wenn sie verführerisch über die Haut der geliebten Person streichen. Eine gute Fußpflege zahlt sich auf unterschiedliche Weise aus. Zunächst einmal können Sie verhindern, daß rauhe, trockene Stellen überhaupt entstehen, indem Sie Ihre Füße verwöhnen und Lotionen, Cremes oder Öle, die mit bestimmten Essenzen (siehe Rezept 1) gemischt werden, auftragen. Darüber hinaus führt diese Behandlung nicht nur zu zarteren Füßen, sondern ist auch entspannend.

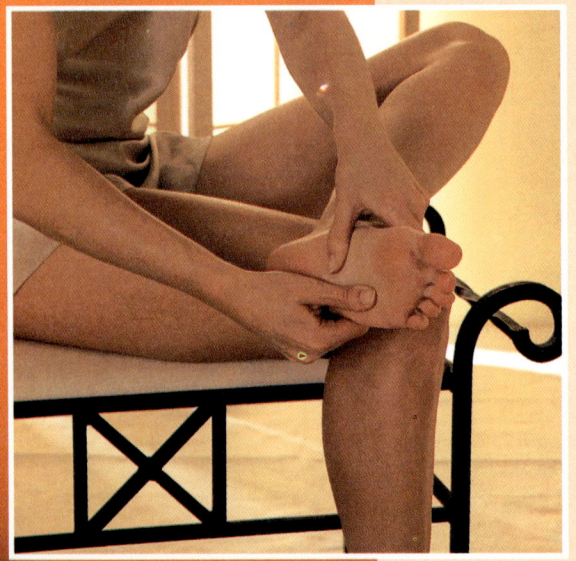

Ein ätherisches Öl namens Teebaum wird seit langem von den Aborigines in Australien wegen seiner entzündungshemmenden Eigenschaften benutzt. Zum Schutze der Füße vor Pilzinfektionen ist es sehr gut geeignet. Geben Sie zwei Tropfen Teebaum und drei Tropfen Lavendel in ein warmes Fußbad, und baden Sie Ihre Füße 10 Minuten lang darin. Dabei können Sie sich herrlich entspannen, und es ist eine Wohltat für Ihre Füße.

Füße, die den ganzen Tag in Schuhen und Strümpfen stecken, fühlen sich abends heiß, schwitzig und ausgelaugt an. Baden und massieren Sie Ihre Füße mit den Zutaten aus Rezept 2, und Sie werden merken, wie Anstrengung und Müdigkeit verschwinden. Die Fußsohlen sind besonders durchlässig, so daß sie die Wirkstoffe der ätherischen Öle leicht aufnehmen. Massieren Sie Ihre Füße mit drückenden, reibenden und streichenden Bewegungen, und Sie werden eine allgemeine Belebung feststellen.

Setzen Sie sich für die Massage gemütlich hin, und legen Sie die Wade des einen Beins über den Oberschenkel des anderen, so daß Sie beide Seiten des Fußes gut erreichen können. Wärmen Sie den Fuß zunächst einige Minuten an, indem Sie beide Hände um ihn legen. Rubbeln Sie dann mit beiden Händen hin und her, bis eine kribbelnde Hitze entsteht. Verteilen Sie das Öl mit sanften Bewegungen auf den Fuß, und fahren Sie mit den Händen die Konturen nach.

Streichen Sie mit Ihren Handflächen, Fingern, Daumen und Handballen über den gesamten Fuß, das Gelenk und die Hacke. Drücken Sie den Fuß vorsichtig, um auf die vielen Knochen einzuwirken, und die Muskeln und Sehnen werden gedehnt und entspannt. Benutzen Sie beide Daumen, und bearbeiten Sie die Fußsohlen mit kräftigen, abwechselnden Kreisbewegungen. Drehen Sie mit Finger und Daumen vorsichtig die Gelenke von jedem Zeh, anschließend bewegen Sie ihn auf und ab. Machen Sie mit Ihrem kleinen Finger drehende Bewegungen auf der empfindlichen Haut zwischen den Zehen. Gehen Sie dann mit drückenden Bewegungen jeden einzelnen Zeh entlang. Danach wird der Zeh gestreckt, indem Sie ihn fest zwischen Daumen und Finger nehmen, die sie dann zügig bis zur Zehenspitze hochziehen. Zum Abschluß nehmen Sie den Fuß sanft in beide Hände und umschließen ihn. Setzen Sie die Massage jetzt an dem anderen Fuß fort.

REZEPTE FÜR DIE FUSSPFLEGE

REZEPT 1
Pflege und Entspannung
Palmarosa, Bergamotte, Benzoe
Geben Sie zu einer Ölmischung aus
10 ml (2 TL) Traubenkernöl
und 5 ml (1 TL) Mandelöl:
1 Tropfen Palmarosa
1 Tropfen Bergamotte
1 Tropfen Benzoe

REZEPT 2
Belebend
Pfefferminze, Teebaum, Orange
Geben Sie zu obengenannter Ölmischung:
1 Tropfen Pfefferminze
1 Tropfen Teebaum
2 Tropfen Orange

PFLEGE VON BRUST UND OBERKÖRPER

REZEPTE FÜR DIE PFLEGE DER BRUST

REZEPT 1

Pflege der

weiblichen Brust

Rose, Geranium

Geben Sie auf eine

Ölmischung, die aus 5 ml (1

TL) Traubenkernöl und 10

ml (2 TL) Mandelöl besteht:

2 Tropfen Rose

1 Tropfen Geranium

REZEPT 2

Pflege der

männlichen Brust

Sandelholz, Lavendel

Geben Sie auf die oben

genannte Ölmischung:

2 Tropfen Sandelholz

1 Tropfen Lavendel

Für eine Frau ist die Brust ein sehr intimer und weiblicher Körperteil, der die bestmögliche Pflege erhalten sollte. Der gesamte Bereich des Oberkörpers ist bei beiden Geschlechtern eine erogene Zone, die eine besondere erotische Funktion bei Zärtlichkeiten und beim Sex hat. Ätherische Öle halten diesen Körperteil straff und zart, und sie umgeben ihn mit den Düften der Liebe.

Viele Frauen machen sich wegen der Form und Größe ihres Busens Sorgen. Zwar sind diese zum größten Teil genetisch bedingt, jedoch können Massagen und ätherische Öle dazu beitragen, den Busen straff und zart zu halten. Er besteht im wesentlichen aus Drüsen, die, im Gegensatz zu Muskeln, durch Sport nicht vergrößert oder in Form gebracht werden können. Durch eine verbesserte Körperhaltung und bestimmte Gymnastikübungen kann aber der Brustmuskel trainiert werden, was sich günstig auf den Busen auswirkt. Grundsätzlich jedoch ist es wichtig für eine Frau, ihren Busen zu lieben und zu akzeptieren, so wie er ist. Dieser Prozeß des Akzeptierens kann unterstützt werden, indem sie ihren Busen mit aromatischen Massagen pflegt, die außerdem dafür sorgen, daß die Haut zart bleibt und Dehnungsstreifen vermieden werden.

Rezept 1 ist besonders für Frauen geeignet, denn es beinhaltet die äußerst weibliche Essenz der Rose, die Blume der Liebe ist und heilend auf das Herz wirken soll. Es ist ein für diesen Körperteil besonders nützliches ätherisches Öl, das außerdem den Kreislauf und das Verdauungs- und Nervensystem anregt. Zusammen mit dem intensiven Blumenaroma des Geraniums ist es ein exzellentes Mittel zur Straffung und Pflege des Busens. Geranium wirkt ausgleichend auf das Hormonsystem und kann prämenstruelle Spannungen sowie Schmerzen in der Brust lindern. Er wird von allen Hauttypen gut vertragen und häufig benutzt, um die Zartheit der Haut zu erhalten und wenn man zu verstopften Poren neigt.

Rezept 2 ist für Männer gedacht, damit bei der Massage gleichzeitg die Brustmuskeln gestrafft und die Haut gepflegt wird. Sowohl Sandelholz als auch Lavendel sind eine Wohltat für die Haut. Das würzige Aroma von Sandelholz ist sehr gut als Parfüm für Männer geeignet.

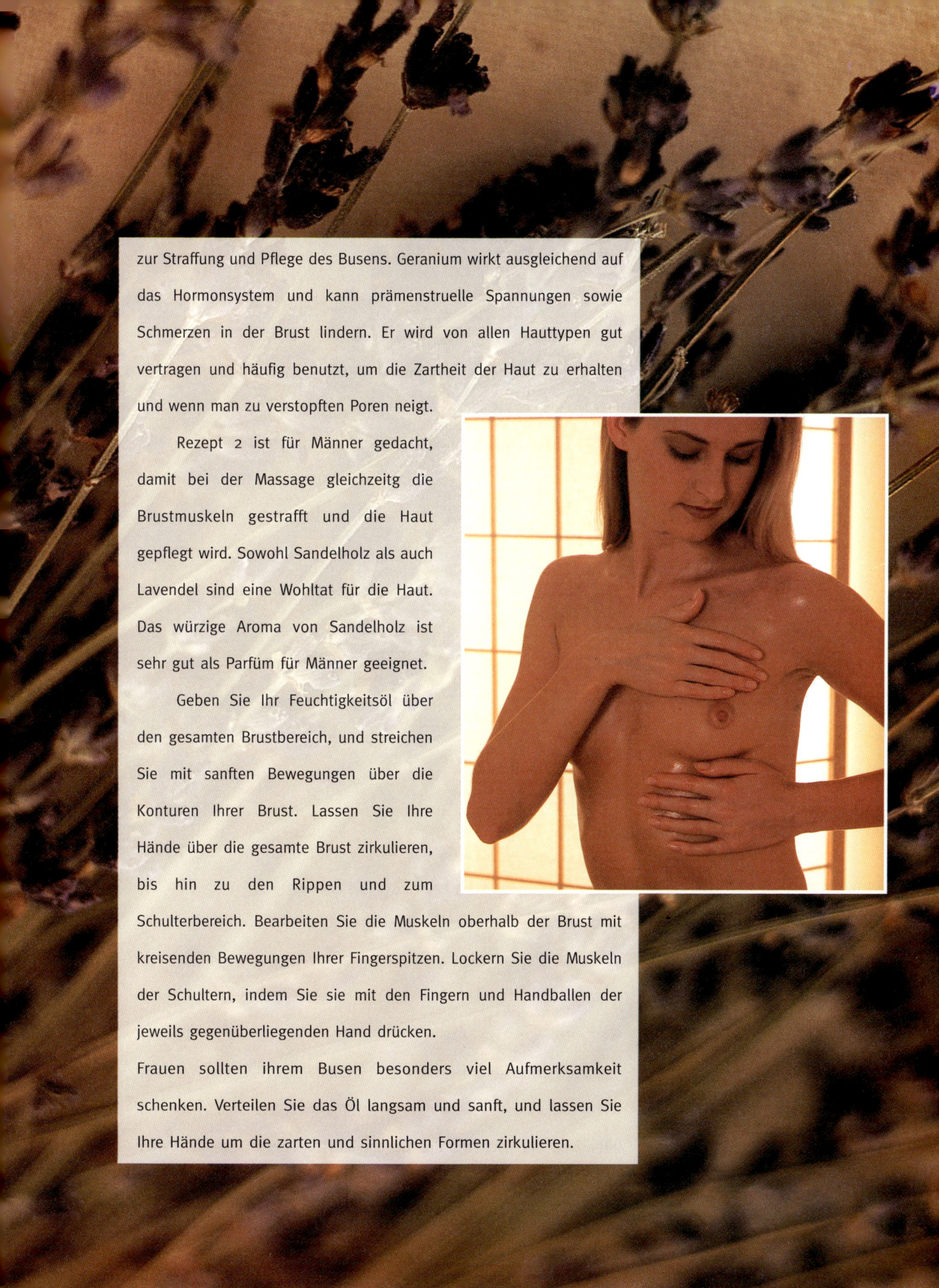

Geben Sie Ihr Feuchtigkeitsöl über den gesamten Brustbereich, und streichen Sie mit sanften Bewegungen über die Konturen Ihrer Brust. Lassen Sie Ihre Hände über die gesamte Brust zirkulieren, bis hin zu den Rippen und zum Schulterbereich. Bearbeiten Sie die Muskeln oberhalb der Brust mit kreisenden Bewegungen Ihrer Fingerspitzen. Lockern Sie die Muskeln der Schultern, indem Sie sie mit den Fingern und Handballen der jeweils gegenüberliegenden Hand drücken.

Frauen sollten ihrem Busen besonders viel Aufmerksamkeit schenken. Verteilen Sie das Öl langsam und sanft, und lassen Sie Ihre Hände um die zarten und sinnlichen Formen zirkulieren.

PFLEGE DER OBERSCHENKEL

Die Oberschenkel, da dem Intimbereich so nahe, sind eine erogene Zone des Körpers. Sowohl bei Männern als auch bei Frauen können zarte Berührungen, Küsse und das Streicheln der Oberschenkel zu einer Steigerung der sexuellen Erregung führen. Elastizität und Kraft der Oberschenkelmuskeln können dazu beitragen, den Liebesakt durch Unterstützung der Beckenbewegungen zu verschönen. Wenn Sie Ihre Oberschenkel mit Massagen und Feuchtigkeitslotionen pflegen, deren Mischung ätherischer Öle nicht nur für die aphrodisierende Wirkung ihrer Aromen bekannt sind, sondern gleichzeitig auch für ihre pflegenden Eigenschaften, dann werden Sie die Sinnlichkeit Ihrer Oberschenkel sicherlich steigern können.

In Rezept 1 besteht die empfohlene Ölmischung aus dem exotischen, nach Moschus riechenden Patchouli und dem betörenden, bittersüßen Duft von Neroli – dem Öl der Orangenblüte. Diese stimulierenden Düfte werden schon seit langem verwendet, da sie magische und sexuelle Handlungen unterstützen. Das Patchouli soll hilfreiche Essenzen gegen zahlreiche Hautbeschwerden enthalten und darüber hinaus auch hautregenerierende Eigenschaften besitzen. Neroli wurde von verführerischen Frauen aller Epochen als Kosmetikum angewendet. Man weiß, daß Kleopatra es sehr geschätzt hat. Es ist gut bei trockener, empfindlicher und reifer Haut, es steigert die Elastizität und beugt Dehnungsstreifen vor.

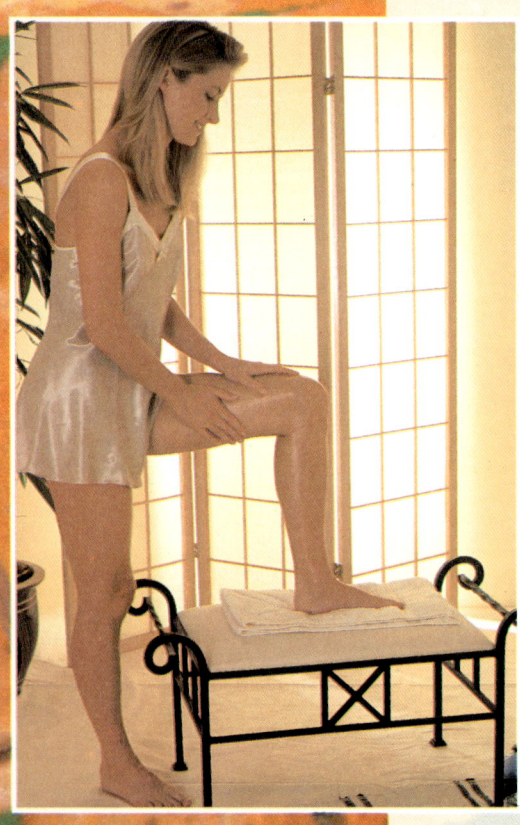

STREICHEN SIE DAS ÖL SANFT AUF IHRE SCHENKEL

Zur Idealvorstellung gehört es, daß Oberschenkel straff sind und sich samtig anfühlen. Viele Frauen leiden an diesen Stellen unter Zellulitis, einem Phänomen, das an den zu Fett neigenden Stellen des Körpers eine wellige Orangenhaut verursacht. Die Ursache der Zellulitis liegt in einer verlangsamten Zirkulation des Lymphsystems, bei dem sich überschüssige Flüssigkeiten und Giftstoffe in den Fettzellen ansammeln. Dieser Zustand läßt sich durch eine regelmäßige Aromamassage verbessern, die aber nur dann wirklich effektiv sein kann, wenn eine gesunde Ernährung und regelmäßige Bewegung hinzukommen. Wenn Sie unter Zellulitis leiden, massieren Sie sich täglich mit den anregenden, entschlackenden, straffenden und reinigenden Ölen aus Rezept 2.

Beginnen Sie Ihre Anti-Zellulitis-Massage, indem Sie einen Fuß auf einen Stuhl stellen und das Knie anheben. Massieren Sie Ihre Beine nacheinander, verteilen Sie das Öl über Ihren Schenkel, und wärmen Sie die Muskeln durch kreisende Bewegungen. Unternehmen Sie anschließend klopfende Bewegungen, um Fettdepots abzubauen. Schließen Sie Ihre Hand locker zu einer Faust, und fahren Sie so zügig über den Schenkel. Streichen Sie in schneller Folge mit beiden Händen abwechselnd über den Schenkel in Richtung Leiste.

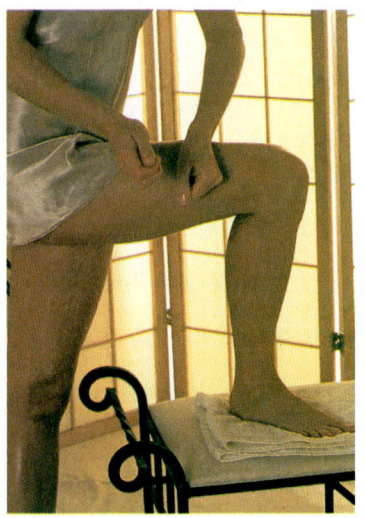

KLOPFMASSAGE MIT DEN HÄNDEN

ZUM ABBAU VON GIFTSTOFFEN

REZEPTE FÜR SCHÖNERE OBERSCHENKEL

REZEPT 1
Sinnlichkeit
Patchouli, Neroli
Geben Sie auf 10 ml (2 TL) Basisölmischung, bestehend aus 5 ml (1 TL) Jojobaöl und 5 ml (1 TL) Traubenkernöl:
1 Tropfen Patchouli
3 Tropfen Neroli

REZEPT 2
Zellulitis-Massage
Rosmarin, Geranium, Limone, Wacholder
Geben Sie auf eine Basisölmischung, bestehend aus 30 ml (6 TL) Mandelöl und 5 ml (1 TL) Weizenkeimöl:
4 Tropfen Rosmarin
4 Tropfen Geranium
4 Tropfen Limone
4 Tropfen Wacholder

HAARPFLEGE

REZEPTE FÜR DIE HAARPFLEGE

REZEPT 1

Pflegespülung für

trockenes/

beanspruchtes Haar

Geranium, Lavendel

Geben Sie auf

10 ml (2 TL) Mandelöl:

2 Tropfen Geranium

1 Tropfen Lavendel

REZEPT 2

Pflegespülung für

fettiges Haar

Bergamotte, Lavendel

Geben Sie auf

10 ml (2 TL) Mandelöl:

2 Tropfen Bergamotte

1 Tropfen Lavendel

Ihr allgemeines Wohlbefinden beeinflußt nicht nur den Zustand Ihrer Haut und Nägel, sondern auch den Ihres Haars. Ein gesunder Lebensstil und eine ausgewogene Ernährung verleihen Ihrem Haar Glanz. Viele ätherische Öle können den Zustand Ihres Haars, ob es normal, trocken oder fettig ist, verbessern. Sie können diese Öle mit dem äußerst nährenden Mandelöl kombinieren, und Sie erhalten eine Pflegespülung für Haar und Kopfhaut. Massage der Kopfhaut ist bei der Haarpflege sehr wichtig. Die Haarwurzeln werden besser mit Blut versorgt, und verspannte Muskeln in der Kopfhaut werden gelockert. Massieren Sie Ihre Kopfhaut möglichst jeden Morgen, und Sie werden über die belebende

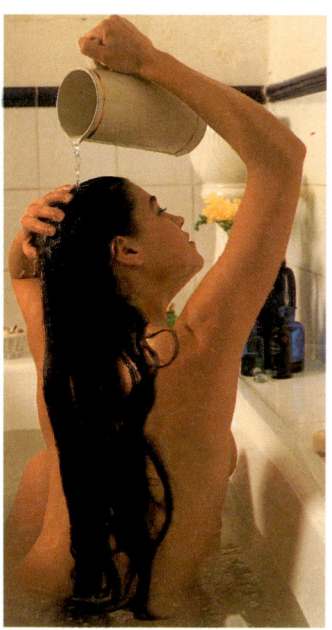

WICHTIG: SPÜLEN UND PFLEGEN

und erfrischende Wirkung erstaunt sein.

Sie müssen dabei darauf achten, die Muskeln der Kopfhaut, die oberhalb des Schädels liegen, zu lockern und zu bewegen. Bearbeiten Sie Ihre Kopfhaut intensiv mit den Fingerspitzen, vom äußersten Rand des Schädels, wo der Nacken beginnt, bis hin zum Stirnansatz.

Machen Sie kreisende Bewegungen wie beim Shampoonieren, und bearbeiten Sie so jeden Zentimeter Ihrer Kopfhaut. Reiben Sie

Ihre Kopfhaut anschließend mit Vor- und Zurückbewegungen ab, bis eine kribbelnde Wärme entsteht. Beugen Sie sich einige Sekunden nach vorn, um die Durchblutung des Kopfes anzuregen. Unterbrechen Sie währenddessen die Massage Ihrer Kopfhaut nicht.

Eine Pflegespülung, die Eukalyptus und Rosmarin enthält, wirkt sehr gut gegen Schuppen (siehe Rezept 3), da sie die Kopfhaut wärmt und reguliert und die Zirkulation anregt. Bei Haarausfall empfiehlt sich Muskatellersalbei gemischt mit Rosmarin.

Für eine besonders intensive Pflege des Haars benutzen Sie die ätherischen Öle, die in den Mandelölrezepten empfohlen werden, und massieren Sie Haar und Kopfhaut etwa fünf Minuten lang damit. Wickeln Sie sich dann für 20 Minuten ein warmes Handtuch um den Kopf. Wenn Sie während dieser Zeit ein warmes Bad nehmen, dann wird durch die zusätzliche Wärme des Dampfs die Aufnahme der Öle noch verbessert. Anschließend waschen Sie Ihr Haar gründlich und benutzen Ihre normale Pflegespülung.

MIT DEN FINGERSPITZEN CONDITIONER VERTEILEN

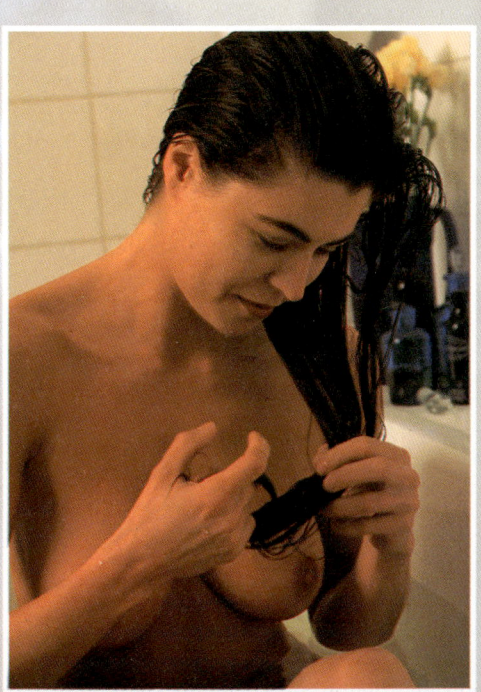

REZEPT 3

Pflegespülung gegen Schuppen

Eukalyptus, Rosmarin
Geben Sie auf
10 ml (2 TL) Mandelöl:
2 Tropfen Eukalyptus
1 Tropfen Rosmarin

REZEPT 4

Pflegespülung gegen Haarausfall

Muskatsalbei, Rosmarin
Geben Sie auf
10 ml (2 TL) Mandelöl:
1 Tropfen Muskatsalbei
2 Tropfen Rosmarin

REZEPTE FÜR SINNLICHES BADEN

REZEPT 1

Entspannend

Patchouli, Sandelholz,
Lavendel

Geben Sie ins Badewasser:

2 Tropfen Patchouli

3 Tropfen Sandelholz

3 Tropfen Lavendel

REZEPT 2

Sinnlich und

ausgelassen

Weihrauch, Orange, Ylang Ylang

Geben Sie ins Badewasser:

3 Tropfen Weihrauch

1 Tropfen Orange

2 Tropfen Ylang Ylang

REZEPT 3

Belebend

Rosmarin, Limone, Lavendel

Geben Sie ins Badewasser:

2 Tropfen Rosmarin

2 Tropfen Limone

3 Tropfen Lavendel

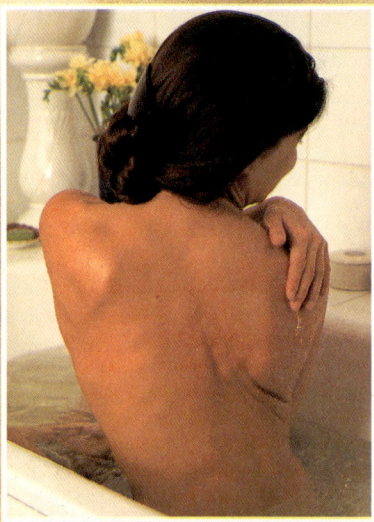

DIE KOMBINATION VON WARMEM WASSER UND ÖL WIRKT ENTSPANNEND

Das Baden, mag es auch ein alltägliches Ereignis sein, hat ausgesprochen beruhigende und therapeutische Qualitäten. Während man sich im warmen Wasser entspannt, wird nicht nur die Haut gereinigt, sondern Körper und Geist werden von Streß und Anspannung befreit. Für viele hart arbeitende Menschen ist die Zeit, die sie allein mit Baden verbringen, besonders kostbar, denn es ist eine Möglichkeit, den Anforderungen des Alltags zu entkommen und den inneren Zustand von Ruhe und Frieden wiederherzustellen. Machen Sie Ihr Bad zu etwas ganz Besonderem, und schaffen Sie sich die Möglichkeit, zu entspannen und es zu genießen, wie Ihr Körper verwöhnt wird. Im Kapitel „Sinnliches Ambiente (Seite 52ff.) erfahren Sie, wie Sie Ihr Badezimmer zu einem angenehmen und luxuriösem Tempel sinnlicher Freuden machen. Wählen Sie Ihre Öle aus, und geben Sie sie erst dann in die Wanne, wenn das Wasser nicht mehr einläuft, damit die Öle nicht zu schnell verdunsten. Sie sollten bereits entkleidet sein, so daß Sie direkt in die Wanne steigen und die volle Wirkung des Aromas genießen können. Zuvor jedoch sollten Sie mehrfach mit der Hand durchs Wasser fahren, um die Tropfen vollständig zu verteilen.

Wenn Sie unter verspannten, schmerzenden Muskeln leiden, wählen Sie Zutaten aus Rezept 1, denn die Kombination von Patchouli, Sandelholz und Lavendel wirkt entspannend und hinterläßt einen sinnlichen und betörenden Duft. Sollten Sie sich auf eine besondere Verabredung oder Party vorbereiten, dann verwöhnen Sie sich mit den Essenzen von Weihrauch, Orange und Ylang Ylang. Weihrauch regt Geist und Sinne an, Orange gibt Schwung und Elan, und der süße, exotische Duft von Ylang Ylang steigert das allgemeine Wohlbefinden.

Wenn Sie morgens baden und eine Ölmischung brauchen, die Sie fit macht für den vor Ihnen liegenden Tag, dann wählen Sie Rezept 3 mit seinen vitalisierenden Eigenschaften. Rosmarin regt die Blutzirkulation an, Limone erfrischt, und Lavendel, besonders in Kombination mit Rosmarin, entfaltet seine anregenden Eigenschaften und bringt Ihr gesamtes System in Schwung.

Legen Sie sich zurück, und genießen Sie das aromatische Bad, fühlen Sie, wie die Öle Ihre Haut entspannen und pflegen und wie der Duft Ihre Stimmung hebt. Spielen Sie mit dem Wasser, gießen Sie es über Ihre Haut, und lassen Sie es Ihre Sorgen wegspülen. Wenn sich Ihre Muskeln entspannt haben, geben Sie Ihrem nackten Körper eine Massage. Massieren Sie auch Ihr Gesicht und Ihre Arme.

VERWÖHNEN SIE SICH BEIM BADEN SELBST MIT EINER MASSAGE

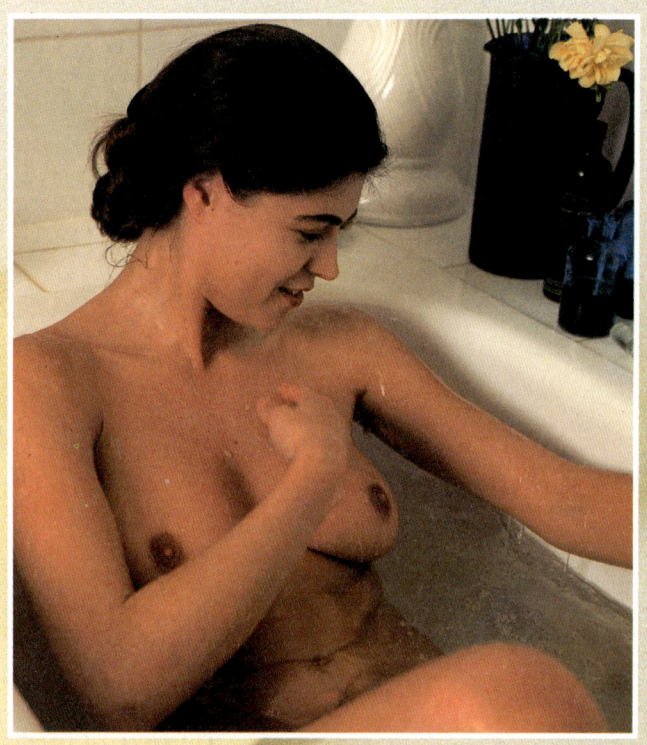

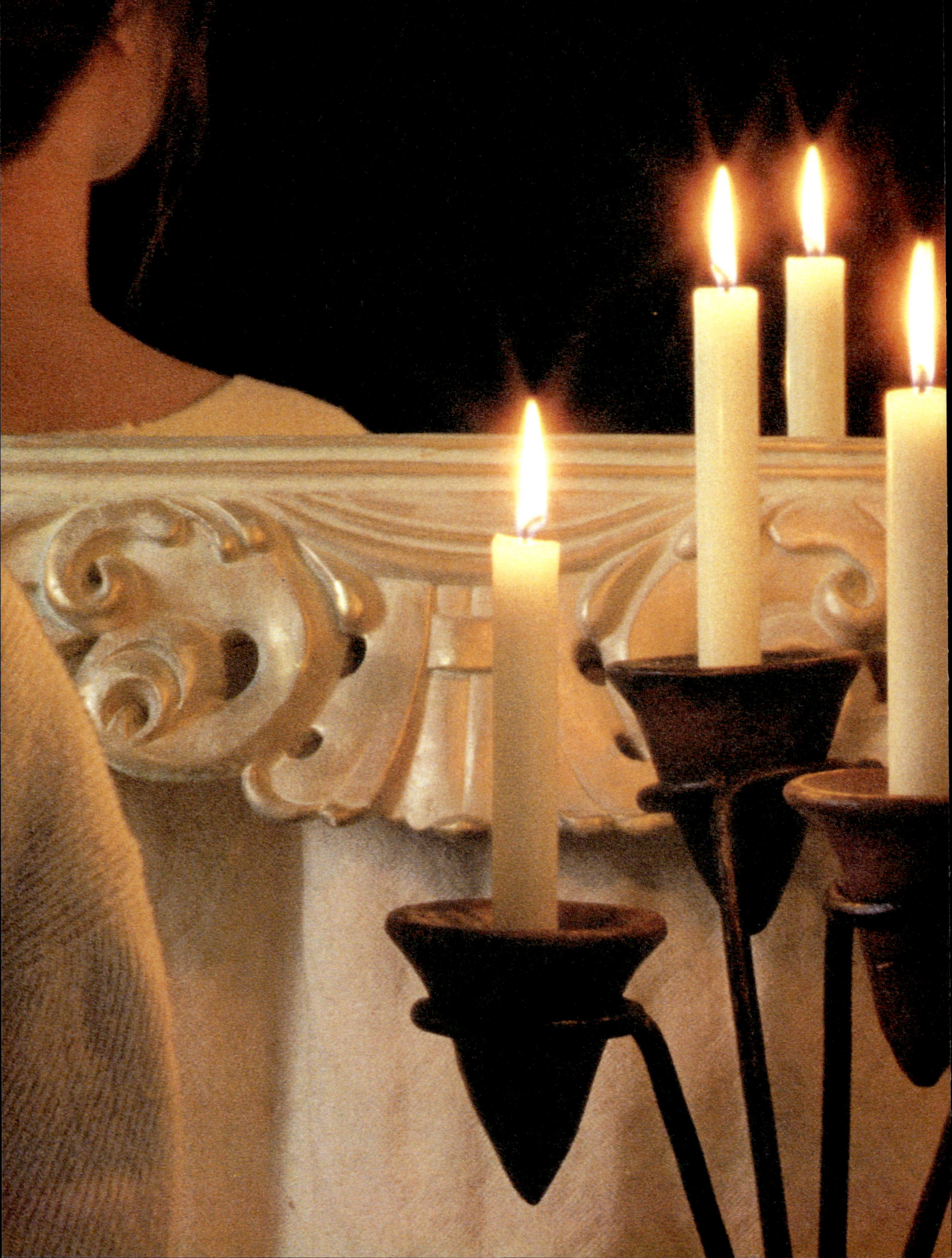

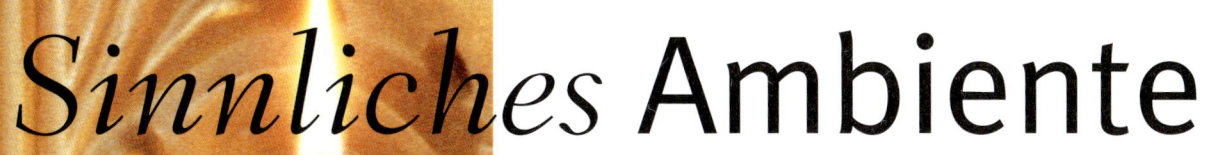

Sinnliches Ambiente

Mit einer sinnlichen Atmosphäre, die Sie für sich und Ihren Partner schaffen, können Sie zum Ausdruck bringen, daß Sie die schönen Dinge des Lebens zu schätzen wissen. Mit ätherischen Ölen können Sie sich den Reichtum der Natur in Ihr Zuhause holen. Je nach Wahl des Öls können Sie die Üppigkeit der Wälder, Gärten und Wiesen nachempfinden und eine Stimmung der Entspannung, Romantik und Liebe intensivieren. Wenn diese Düfte mit Blumen, Kerzen und anderen Gegenständen kombiniert werden, erleben Sie, wie sich Ihr Leben verändert. In diesem Kapitel werden wir Ihnen zeigen, auf welche Weise ätherische Essenzen dazu benutzt werden können, jedes Ihrer Zimmer so zu verändern, das es Ihre Stimmungen widerspiegelt.

Die Anregungen dazu, wie Sie Ihr Heim sinnlicher und schöner gestalten können, reichen von der Anwendung von Lavendelduftkissen über die Frage, welche Blüten in welchem Raum benutzt werden sollten, damit sie Ihre Stimmungen reflektieren, bis zur Wahl der Farben und Düfte der Potpourrischalen, mit denen Sie Ihre Gäste willkommen heißen oder Ihr Schlafzimmer beleben möchten. Fördern Sie die Romantik, indem Sie die Bettwäsche mit Rosenduft parfümieren, oder versetzen Sie sich und Ihren Partner in die Lustgärten Persiens durch einige Tropfen eines exotischen Öls in einer Duftlampe. Machen Sie Ihr Haus zu einem gastfreundlichen, warmen und anregenden Ort.

POTPOURRI

SINNLICHES AMBIENTE

Eine Möglichkeit, Ihrem Zuhause eine schöne Atmosphäre zu geben, sind Schalen mit Potpourris, die Sie im ganzen Haus aufstellen. Eine Potpourrimischung kann aus den unterschiedlichsten Pflanzen bestehen – Blüten, Kräutern, Gewürzen, Nüssen, Kernen, Tannenzapfen, Hölzern und Blättern. Sie tauchen den Raum nicht nur in einen feinen, beständigen Duft, sondern sind aufgrund ihrer Farben eine wahre Augenweide. Die Schale, in der das Potpourri aufbewahrt wird, ist auch wichtig, denn sie sollte zum Wesen und zur Essenz der Zutaten passen. Potpourris gibt es in den unterschiedlichsten Farben und Schattierungen, jedoch werden sie meistens mit Synthetik- oder Naturfarben intensiviert. Da Farben Stimmungen wesentlich beeinflussen können, sollte die Farbe eines Potpourris zu der Atmosphäre oder der Umgebung passen. Man kann es mit zusätzlichem Aroma versehen, indem man einige Tropfen eines ätherischen Öls auf die Blüten gibt, um ihren Duft zu intensivieren.

Eine Schale mit Potpourri, die man direkt an der Eingangstür aufstellt, ist ein Willkommensgruß für jeden Besucher, und wenn Sie Bergamott- und Lavendelöl dazugeben, können Sie sicher sein, daß Sie Ihre Gäste mit einem schönen, einladenden Duft willkommen heißen.

Die Farben eines Schlafzimmers sollten im wesentlichen weich und erholsam sein, zarte Pink- oder Blautöne etwa.

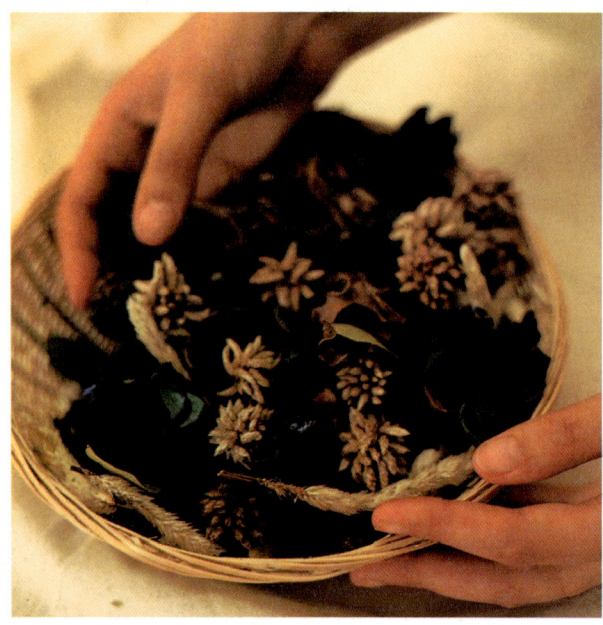

DIE FARBEN EINES POTPOURRIS

HEITERN JEDEN RAUM AUF

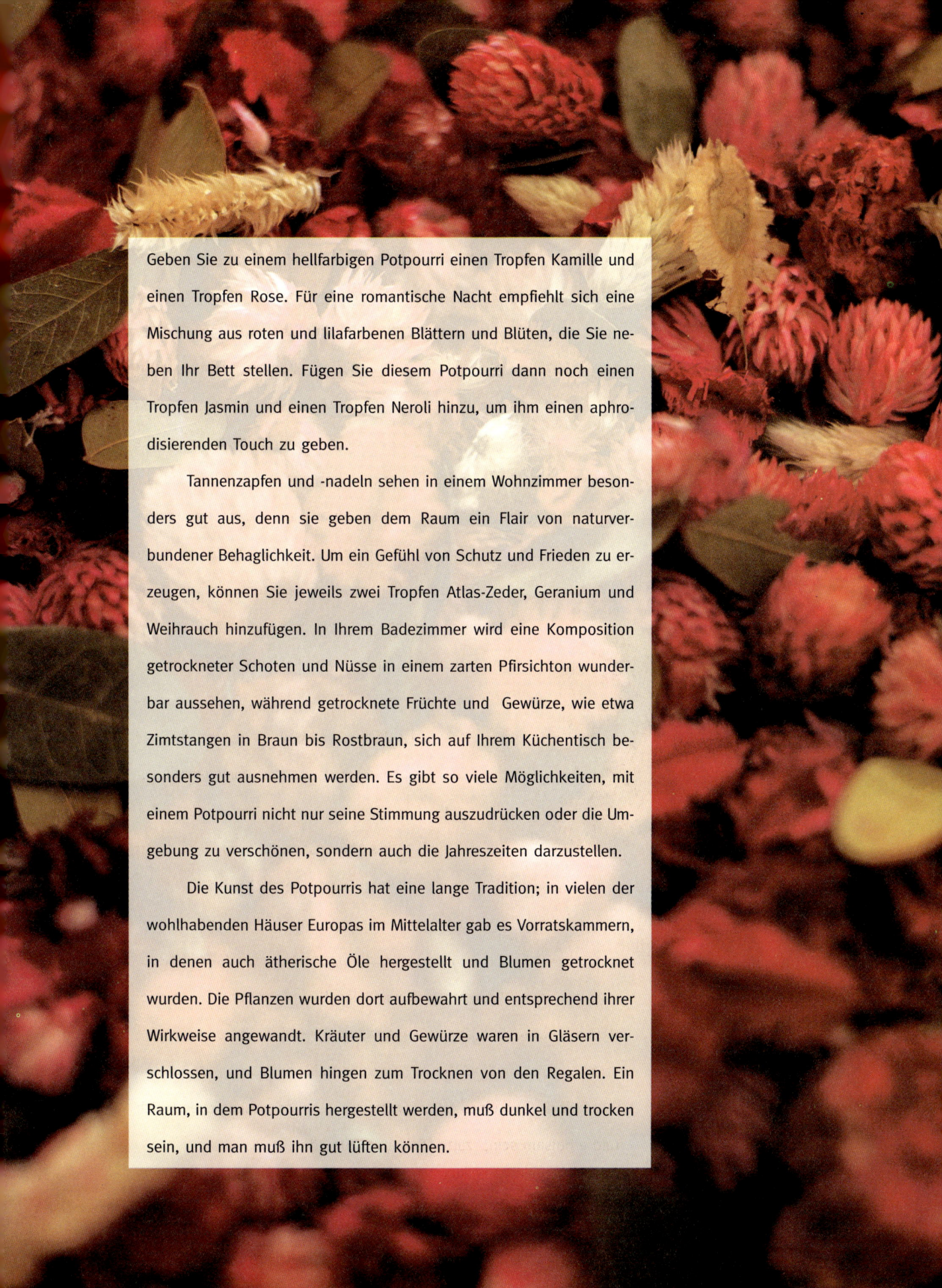

Geben Sie zu einem hellfarbigen Potpourri einen Tropfen Kamille und einen Tropfen Rose. Für eine romantische Nacht empfiehlt sich eine Mischung aus roten und lilafarbenen Blättern und Blüten, die Sie neben Ihr Bett stellen. Fügen Sie diesem Potpourri dann noch einen Tropfen Jasmin und einen Tropfen Neroli hinzu, um ihm einen aphrodisierenden Touch zu geben.

Tannenzapfen und -nadeln sehen in einem Wohnzimmer besonders gut aus, denn sie geben dem Raum ein Flair von naturverbundener Behaglichkeit. Um ein Gefühl von Schutz und Frieden zu erzeugen, können Sie jeweils zwei Tropfen Atlas-Zeder, Geranium und Weihrauch hinzufügen. In Ihrem Badezimmer wird eine Komposition getrockneter Schoten und Nüsse in einem zarten Pfirsichton wunderbar aussehen, während getrocknete Früchte und Gewürze, wie etwa Zimtstangen in Braun bis Rostbraun, sich auf Ihrem Küchentisch besonders gut ausnehmen werden. Es gibt so viele Möglichkeiten, mit einem Potpourri nicht nur seine Stimmung auszudrücken oder die Umgebung zu verschönen, sondern auch die Jahreszeiten darzustellen.

Die Kunst des Potpourris hat eine lange Tradition; in vielen der wohlhabenden Häuser Europas im Mittelalter gab es Vorratskammern, in denen auch ätherische Öle hergestellt und Blumen getrocknet wurden. Die Pflanzen wurden dort aufbewahrt und entsprechend ihrer Wirkweise angewandt. Kräuter und Gewürze waren in Gläsern verschlossen, und Blumen hingen zum Trocknen von den Regalen. Ein Raum, in dem Potpourris hergestellt werden, muß dunkel und trocken sein, und man muß ihn gut lüften können.

Jedes Arrangement, mit dem wir auf unsere Stimmung einwirken wollen, sollte unbedingt in Kerzenlicht gehüllt sein, denn die Flamme einer Kerze kann unser Bewußtsein verändern und eine Atmosphäre schaffen, die gleichzeitig beruhigt und inspiriert.

In dem Moment, wenn die Kerzen angezündet sind, ein Raum in das reine und sanfte Strahlen ihres Lichts getaucht wird, verändert sich die Stimmung in ganz besonderer Weise. Derjenige, der sich in diesem Zimmer befindet, wird sich entspannter und in Harmonie mit seiner Umgebung fühlen. Die Psyche kommt zur Ruhe, und in dieser Ruhe können sich die Sinne entfalten und verschärfen.

Aus diesem Grund werden Kerzen in Kirchen, Tempeln und an Kultstätten überall auf der Welt angezündet. Sie werden als Darbringung und Gebet entzündet, denn ihre Flammen haben die Form perfekter Säulen der Klarheit und des Lichts. Der warme Schein der Kerzen kann auch die Stimmung von Liebenden beeinflussen, denn sie schaffen wohl immer eine intime und romantische Atmosphäre. Kerzenlicht schmeichelt nicht nur der Umgebung, sondern auch den Menschen, die sich darin befinden. Scharfe Ecken und Kanten werden abgerundet, eine zarte Färbung legt sich auf die Haut und eine sanfte Rundung auf die Körperformen. Auf einem Tisch, an dem ein Liebespaar essen wird, oder in einem Schlafzimmer für eine leidenschaftliche Nacht ist Kerzenlicht einfach die perfekte Beleuchtung.

Kerzen sind bei der Verwendung von ätherischen Ölen zur Schaffung einer sinnlichen Atmosphäre, die Sie entweder allein genießen oder mit Ihrem Partner teilen können, eine gute Ergänzung.

Wenn Sie allein bei Kerzenlicht baden, kann das eine äußerst entspannende Erfahrung sein, besonders dann, wenn Sie Ihrem Badewasser drei Tropfen Lavendel und drei Tropfen Neroliöl hinzugeben. Wenn Sie das Bad mit einer geliebten Person teilen, dann geben Sie zusätzlich noch zwei Tropfen Sandelholz hinzu, um die Sinnlichkeit zu steigern. Zünden Sie nach einem anstrengenden Tag Kerzen und eine Duftlampe an, und Ihr Wohnzimmer wird sich in einen himmlisch friedlichen Ort verwandeln. Arrangieren Sie sie in einer Ecke des Raums zu einem duftenden Altar, und der Eindruck von Ruhe und Gelassenheit wird sich einstellen. Einen besonders schönen Effekt können Sie erzielen, wenn Sie eine Reihe Kerzen vor einem Spiegel, etwa über einem Kamin, aufstellen, so daß das Licht widergespiegelt wird. Eine einzige Kerze, die ruhig an einem Platz in Ihrer Küche vor sich hin brennt, reinigt die Luft und wird dem Ort täglicher Arbeit ein angenehmeres Flair verleihen. Wenn Ihr Herz verwirrt ist und Sie sich unter Streß fühlen, dann setzen Sie sich hin, blicken still in die Flamme einer Kerze, und ein Gefühl von Ruhe und Frieden wird sich wieder einstellen. Dieses Gefühl können Sie noch verstärken, indem Sie die aromatische Wirkung der ätherischen Öle nutzen. Geben Sie sie in eine Duftlampe, oder cremen Sie sich mit einer entsprechenden Mischung ein.

Suchen Sie sich Kerzen aus, die zu unterschiedlichen Stimmungen und Gelegenheiten passen. Für leidenschaftliche oder feierliche Momente wählen Sie rote Kerzen, nehme Sie grüne für Sinnlichkeit, blaue, lila- und pinkfarbene für Romantik und Liebe und weiße für Ruhe und Meditatiation.

PARFÜMIERTE
DESSOUS

SINNLICHES AMBIENTE

Ätherische Öle lassen sich wunderbar dazu benutzen, die Dessous zu parfümieren, so daß Sie sich viel frischer fühlen werden und es einen unwiderstehlichen Effekt auf Ihren Partner haben wird. Vielleicht möchten Sie mit einem bestimmten Duft Ihre gesamte Garderobe parfümieren, vielleicht aber auch nur Ihre Wäsche als Überraschung für Ihren Partner. Stellen Sie sich vor, wie verführerisch es ist, die Kleidung auszuziehen, und der Duft zarter Blumen oder einer Komposition exotischer Blüten tritt zutage. Ihre Dessous sind ein sehr intimer und persönlicher Teil Ihrer Garderobe, denn sie werden direkt auf der Haut getragen und spiegeln oftmals das sinnliche Bild, das eine Person von sich selbst hat. Bewahren Sie Ihre Wäsche sorgfältig auf, die eher praktischen Stücke an dem einen, die zarten, seidigen und luxuriösen an einem anderen Ort. So können Sie Ihre Wäsche je nach Stimmung auswählen.

Es ist jedoch wichtig, darauf zu achten, daß die ätherischen Öle nicht direkt in die Waschmaschine gegeben werden oder sonstwie in direkten Kontakt zu Ihrer Wäsche geraten, da ihre Intensität leicht Flecke auf dem Material hinterläßt. Am schnellsten und einfachsten parfümieren Sie Ihre Wäsche, indem Sie zwei bis drei Tropfen Öl auf einen Wattebausch geben. Warten Sie, bis das Öl in die Watte eingezogen ist, und legen Sie sie dann in die Wäscheschublade. Der Effekt ist dann besonders gut, wenn sich die Schublade in zwar sicherem, aber geringem Abstand zum Heizkörper befindet, oder wenn Sie die Wäsche in einem gut gelüfteten Schrank aufbewahren.

Wenn Sie einen länger anhaltenden Duft wünschen, schneiden Sie eine hübsche Tapete so zurecht, daß sie in die Schublade paßt. Nehmen Sie nun zwei Wattebäusche und beträufeln Sie sie mit 5 Tropfen ätherischem Öl. Reiben Sie die Rückseite der Tapete mit der Watte ab, und legen Sie anschließend Ihre Schublade damit aus. Vielleicht ziehen Sie es aber auch vor, Ihre Wäsche direkt mit den entsprechenden Blüten und Kräutern zu parfümieren. Kombinieren Sie unterschiedliche Kräuter und Blumen, eventuell sogar Wurzeln. Frischer Jasmin oder Lavendel, oder süßlich duftende Rosenblätter, verleihen Ihren Lieblingsstücken einen hinreißenden Duft. Sie können den frischen, anregenden Duft des Lavendels mit ein wenig kleingehackter, würziger Ingwerwurzel mischen oder auch den aromatischen Jasmin mit dem stimulierenden Basilikum. Geben Sie die Blüten und Kräuter in ein kleines Musselinsäckchen, das Sie in Ihre Schublade legen – und der angenehme Duft wird Ihre Wäsche durchdringen.

Wenn Sie nach einer verführerischen Kombination ätherischer Öle für Ihre Wäscheschublade suchen, dann mischen Sie 2 Tropfen Neroli, das einen betörenden, süßlichen Duft bringt, mit einem Tropfen berauschendem, exotischem Jasmin. Einen angenehm frischen Blumenduft erhalten Sie, wenn Sie 3 Tropfen Lavendel mit 2 Tropfen Bergamotte mischen. Um Ihrer Wäsche einen ganz besonderen Reiz und einen Hauch Exotik zu geben, kombinieren Sie 3 Tropfen des warmen und würzigen Pfeffers mit 2 Tropfen des süßlichen Ylang Ylang und 1 Tropfen Limone.

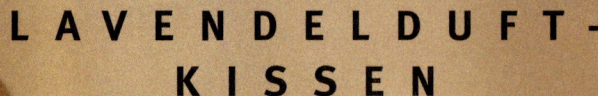

LAVENDELDUFT-KISSEN

Es macht immer einen angenehmen Eindruck, wenn Kleidung einen ganz natürlichen Duft von Blüten, Gewürzen oder Kräutern hat. Sie können diese Düfte einfangen, indem Sie sie in kleinen Mengen in Säckchen einnähen oder diese bereits fertig kaufen. Folgen Sie den hier angegebenen, ganz simplen Rezepten, oder denken Sie sich selber welche aus, und parfümieren Sie Ihre Kleiderschränke, und -ständer, die Plätze zum Lüften und Trocknen Ihrer Kleidung, Ihre Schubladen, Handtücher und Kopfkissen. Selbst auf Reisen können Sie den wundervollen Duft immer bei sich haben. Sie brauchen nur eins der Lavendelsäckchen in Ihren Koffer zu legen. Plazieren Sie ein Duftkissen, das mit Lavendel und getrocknetem Ingwer gefüllt ist, in Ihre Schreibtischschublade im Büro, und immer wenn Sie es öffnen, können Sie sich an dem würzigen, frischen Aroma erfreuen und einen kleinen, erfreulichen Moment der Entspannung genießen. Eine wirklich praktische Idee ist, ein solches Säckchen in die Schuhe zu legen, damit Ihre Füße immer einen angenehmen süßen Duft verströmen.

Wenn Sie Ihre eigenen Duftkissen komponieren wollen, dann mischen Sie Lavendel oder andere Blüten mit Kräutern und Gewürzen, bis Sie den perfekten Duft erhalten, mit dem Sie Ihre Kleidung oder bestimmte Zimmer Ihres Hauses dezent pafümieren wollen. Nähen Sie Ihre blumige oder würzige Mischung dann in Musselin- oder Gazesäckchen ein.

Vorher jedoch sollten Sie noch ein oder zwei Tropfen ätherischen Öls hinzugeben. In einem Duftkissen, das für das Schlafzimmer bestimmt ist, machen sich einige Tropfen Lavendel- und Geraniumöl sehr gut, da sie ein Gefühl von Frieden und Balance ausströmen. Um sommerlicher Kleidung aus Seide und Leinen ein angenehm kühles Aroma zu verleihen, können Sie ein Duftkissen, das Pfefferminzblätter und einige erfrischende getrocknete Zitronenschalen enthält (benutzen Sie frische Pfefferminze, oder solche aus einem Teebeutel), in Ihren Schrank hängen. Den angenehmen Zitronenduft können Sie mit einem Tropfen Bergamottöl noch intensivieren. Kleidung, die für die kühleren Jahreszeiten bestimmt ist, sollten Sie ein warmes Aroma geben. Wählen Sie dafür unter Majoran, Lavendel, Rosmarin und Ingwer.

Organisieren Sie Ihre Schränke so, daß sie einen erfreulichen Anblick bieten und ein angenehmes Aroma verströmen. Eine Möglichkeit besteht darin, nach Farben zu ordnen. Legen Sie all Ihre weiße Kleidung zusammen, daneben die in Beigetönen, dann die in Gelb, Rot, Pink, Himbeerfarbe, Lila, Blau und so weiter. Oder Sie legen die wollene Winterkleidung zusammen und solche aus Seide und Satin. Auf diese Weise ist es einfacher, die perfekten Düfte für die jeweiligen Keidungsstücke auszuwählen.

DUFTKISSEN FÜR DIE KÜCHE

Kräuteraroma

Mischen Sie Lavendelblüten mit getrocknetem Rosmarin, und Sie erhalten ein nach Kräutern duftendes Aroma.

Allheilmittel

Rosmarin wird schon seit jeher als Allheilmittel benutzt. Es zerstreut Schwermut und soll sogar Mäuse und Insekten fernhalten.

Waldaroma

Vielleicht möchten Sie sich aber lieber mit dem Aroma des Waldes umgeben. Sammeln und trocknen Sie, was im Wald zu finden ist, und mischen Sie ein Duftkissen mit Tannennadeln, Moos und einem Tropfen Atlas-Zeder-Öl.

BLUMEN-
ARRANGEMENTS

Männer wie Frauen hatten schon immer eine ganz besondere Beziehung zu Blumen, weil sie ganz einfach dem Herzen guttun, auf die Augen mit ihren kräftigen oder zarten Farben wirken und unseren Geruchssinn mit ihren exquisiten Düften erfreuen. Lang bevor sich ätherische Öle einer neuen Popularität erfreuten, von denen die meisten ja aus duftenden Blättern gewonnen werden, haben sich die Menschen in ihren Häusern mit Blumen umgeben, sie in Töpfen gezogen und auf die Fensterbretter gestellt, um in die Schönheit ihrer Farben und die Sinnlichkeit ihrer Formen und Düfte einzutauchen. Die Wirkung der Blumen ist uralt.

Es gibt Blumen in einer Vielzahl unterschiedlicher Farben, Formen und Beschaffenheiten. Mit ein wenig Übung könen Sie lernen, Ihre eigenen Blumenarrangements herzustellen, die Ihr Zuhause verschönern werden. Die Freude und Schönheit, die sie Ihnen schenken werden, können durch eine angezündete Kerze oder eine Duftlampe noch gesteigert werden, jedoch sollten Sie darauf achten, daß das ätherische Öl zum Duft der Blumen paßt.

Helle, belebende Narzissen zum Beispiel sehen in Küche und Eßzimmer wunderbar aus und kündigen die Rückkehr des Frühlings an. In Töpfe gepflanzt beleben sie mit ihren gelben kelchartigen Blüten jede Fensterbank. Zu ihnen paßt der erfrischende Zitronenduft von Bergamottöl, das in eine Duftlampe gegeben wird.

EIN SCHÖNES BLUMENARRANGEMENT WIRKT POSITIV AUF DIE STIMMUNG

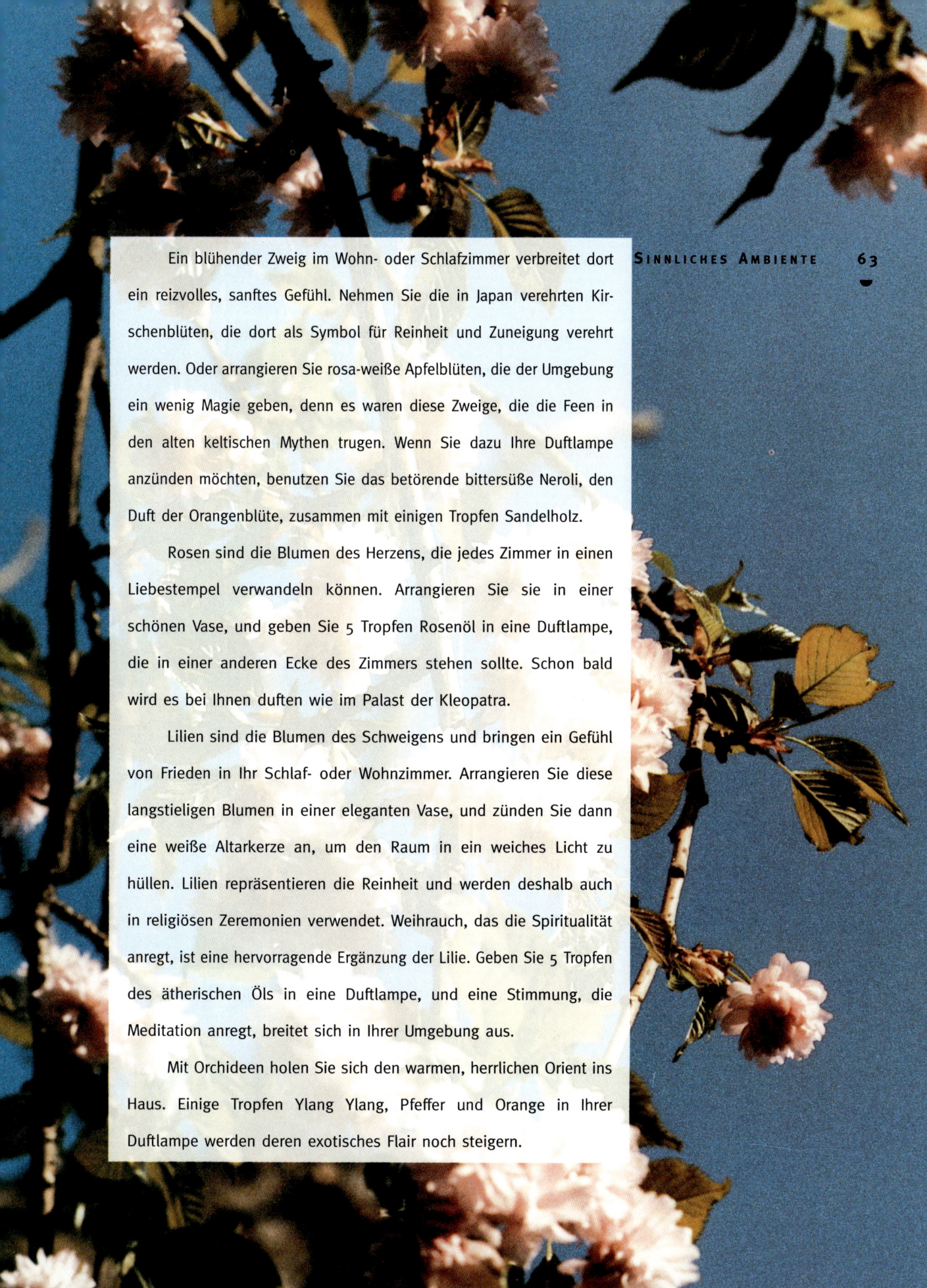

Ein blühender Zweig im Wohn- oder Schlafzimmer verbreitet dort ein reizvolles, sanftes Gefühl. Nehmen Sie die in Japan verehrten Kirschenblüten, die dort als Symbol für Reinheit und Zuneigung verehrt werden. Oder arrangieren Sie rosa-weiße Apfelblüten, die der Umgebung ein wenig Magie geben, denn es waren diese Zweige, die die Feen in den alten keltischen Mythen trugen. Wenn Sie dazu Ihre Duftlampe anzünden möchten, benutzen Sie das betörende bittersüße Neroli, den Duft der Orangenblüte, zusammen mit einigen Tropfen Sandelholz.

Rosen sind die Blumen des Herzens, die jedes Zimmer in einen Liebestempel verwandeln können. Arrangieren Sie sie in einer schönen Vase, und geben Sie 5 Tropfen Rosenöl in eine Duftlampe, die in einer anderen Ecke des Zimmers stehen sollte. Schon bald wird es bei Ihnen duften wie im Palast der Kleopatra.

Lilien sind die Blumen des Schweigens und bringen ein Gefühl von Frieden in Ihr Schlaf- oder Wohnzimmer. Arrangieren Sie diese langstieligen Blumen in einer eleganten Vase, und zünden Sie dann eine weiße Altarkerze an, um den Raum in ein weiches Licht zu hüllen. Lilien repräsentieren die Reinheit und werden deshalb auch in religiösen Zeremonien verwendet. Weihrauch, das die Spiritualität anregt, ist eine hervorragende Ergänzung der Lilie. Geben Sie 5 Tropfen des ätherischen Öls in eine Duftlampe, und eine Stimmung, die Meditation anregt, breitet sich in Ihrer Umgebung aus.

Mit Orchideen holen Sie sich den warmen, herrlichen Orient ins Haus. Einige Tropfen Ylang Ylang, Pfeffer und Orange in Ihrer Duftlampe werden deren exotisches Flair noch steigern.

DUFTLAMPEN

SINNLICHES AMBIENTE Duftlampen sind ein wichtiges Utensil in der Kunst der Aromatherapie und spielen eine wichtige Rolle, wenn Sie eine sinnliche Stimmung schaffen wollen. Mit ihnen kann man eine bestimmte Umgebung am leichtesten mit ätherischen Ölen beduften.

Aufgrund der steigenden Popularität der Aromatherapie sind solche Lampen mittlerweile in allen Fachgeschäften, auf kunstgewerblichen oder auch anderen Märkten erhältlich. Es gibt sie in den unterschiedlichsten Formen. Sie bestehen entweder aus Glas, Keramik oder Terrakotta sowie vielen anderen Materialien. Nehmen Sie eine Duftlampe, deren Gefäß groß genug ist, um ausreichend Wasser aufzunehmen, so daß die darin enthaltenen Öle über einen längeren Zeitraum die Luft anreichern können. Der Abstand zwischen dem Behälter und der Kerze sollte so groß sein, daß das Wasser immer heiß bleibt, aber nie zu kochen beginnt.

Duftlampen können im ganzen Haus aufgestellt werden, allerdings ist es nicht ratsam, mehr als zwei mit unterschiedlichen Düften zur selben Zeit anzuzünden. Der Zweck der Aromatherapie besteht darin, daß die bestimmten Eigenschaften der Öle auf Körper, Geist und Gefühle wirken können. Zu viele gegensätzliche Gerüche jedoch stören den Geruchssinn und können sogar Übelkeit verursachen.

Machen Sie sich mit den verschiedenen ätherischen Ölen und ihren Wirkweisen vertraut, indem Sie die Beschreibungen in Kapitel 1 und die Rezepte, die Sie an unterschiedlicher Stelle im Buch finden können, genau studieren. Folgen Sie unseren Rezepten, oder denken Sie sich eigene Mischungen aus.

Die Wahl von Düften ist eine sehr persönliche Angelegenheit, und schon bald werden Sie diejenigen herausgefunden haben, die für Sie besonders geeignet sind. Sie können bis zu 7 Tropfen unterschiedlicher Öle gleichzeitig in Ihre Duftlampe geben. Achten Sie darauf, daß die Lampe immer mit Wasser gefüllt ist, und die Düfte werden ihre wunderbare Wirkung entfalten können. Eine Duftlampe ist besonders dann nützlich, wenn Sie die Atmosphäre verändern wollen, weil Sie vielleicht gerade erst umgezogen sind oder eine Beziehung beendet haben. Eine Mischung bestehend aus 3 Tropfen Wacholderbeeren, 2 Tropfen Muskatellersalbei und 2 Tropfen Sandelholz klärt und reinigt alte Schwingungen und begünstigt das Entstehen neuer.

DUFTLAMPEN UND -KERZEN VERWANDELN JEDEN RAUM

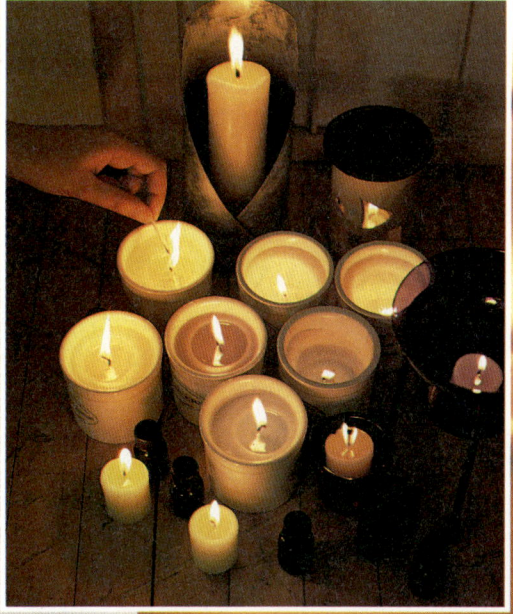

Wenn Sie einen Raum von Essensgerüchen oder Rauch befreien wollen, dann geben Sie 6 Tropfen Bergamotte in die Duftlampe, da diese geruchstilgend wirken. Um den Duft der Liebe in Ihr Haus zu holen, benutzen Sie 2 Tropfen Sandelholz zusammen mit 4 Tropfen Rose. Zünden Sie außerdem Kerzen an, und füllen Sie Ihre Vasen mit cremefarbenen und roten Rosen, so daß der Effekt der Duftlampe noch gesteigert wird. Wenn Sie am Ende eines arbeitsreichen, anstrengenden Tages nach Entspannung suchen, geben Sie 4 Tropfen Lavendel und 3 Tropfen Jasmin in die Lampe, und Sie werden spüren, wie Sie die Sorgen der Welt hinter sich lassen können.

DUFTENDE
BETTWÄSCHE

Wahrscheinlich sind nur wenige Dinge romantischer, als auf einem Bett verführt zu werden, das mit duftenden Blütenblättern übersät ist. Sie können als Liebesteppich auf dem Oberbett verstreut oder unter dem Laken versteckt werden, so daß ihre duftende Pracht erst dann entdeckt wird, wenn Sie zu Bett gehen. Vielleicht möchten Sie die Blätter, die sich sanft an die Kissen anschmiegen, in Form eines Herzens oder in irgendeiner anderen bedeutsamen Form legen. Noch verführerischer wäre es, eine Spur aus Blüten oder Blättern vorzufinden, die von der Eingangstür bis zum Schlafzimmer führt und auf der Sie direkt bis in Ihr Liebesnest geleitet werden. Als Frau könnten Sie einen noch verlockenderen, wenn auch weniger subtilen Weg ins Paradies weisen, indem Sie diese Strecke mit den verführerischsten Teilen Ihrer Dessous schmücken. Wenn diese unwahrscheinlich romantische Szene dann auch noch in sanftes Kerzenlicht getaucht ist und mit dem Duft erotischer Öle in einer Duftlampe angereichert wird, die den Duft der Blüten noch ergänzen, dann werden Sie eine unvergeßliche Nacht erleben.

Erfreuen und überraschen Sie Ihren Partner mit dieser wunderschönen Inszenierung anläßlich eines besonderen Jahrestags oder ganz einfach nur, um Ihrem Liebesleben wieder etwas mehr Romantik zu geben. Wählen Sie Blütenblätter, die sich bei der Berührung zart und sinnlich anfühlen.

Eine solch sinnliche Stimmung, wie sie gerade beschrieben wurde, werden Sie wahrscheinlich nur für ganz bestimmte Gelegenheiten inszenieren. Jedoch gibt es auch ganz praktische Methoden, mit denen die Bettwäsche duftend und frisch bleibt, so daß Ihren Ruhephasen, Ihrem Schlaf oder Sex ein zusätzlicher Reiz gegeben wird. Wenn Sie Ihre Laken und Bettbezüge trocknen, legen Sie ein gut absorbierendes Stück Stoff, wie etwa Flanell, auf das Sie vorher 4-5 Tropfen ätherisches Öl gegeben haben, mit in den Trockner. Sie können auch ein kleines Duftkissen, das mit frischen Blüten, Gewürzen und Kräutern gefüllt ist, mit auf die Wäscheleine hängen, damit ihr Duft in die Wäsche einzieht. Schließlich legen Sie noch kleine Baumwollappen, die mit ätherischem Öl beträufelt wurden, in den Schrank, in dem Sie Ihre saubere, zusammengelegte Bettwäsche aufbewahren.

Sie können auch bestimmte Ölmischungen benutzen, um Ihre Bettwäsche zu parfümieren, die für tiefen Schlaf und angenehme Träume sorgen, Ihre Liebesnächte bereichern oder Sie am Morgen sich frisch und sauber fühlen lassen.

Um einen tiefen Schlaf zu fördern, geben Sie 2 Tropfen Kamille und 3 Tropfen Lavendelöl auf den Baumwollappen. Diese beiden Öle erzeugen ein Gefühl der Ruhe und Entspannung. Angenehme Träume verschaffen Ihnen 2 Tropfen Muskatellersalbei und 3 Tropfen Neroli. Eine sinnliche Nacht verbringen Sie am besten auf Laken, die nach der süßlichen, die Gefühle anregenden Rose und dem wärmenden Pfeffer duften. Mischen Sie hierfür 3 Tropfen Rose mit 2 Tropfen Pfeffer. Manchmal ist es besonders angenehm, in ein Bett zu steigen, das extra frisch und sauber ist, vor allem dann, wenn Sie oder ein Familienmitglied krank sind. Benutzen Sie dann jeweils 2 Tropfen des ätherischen Öls der Bergamotte und der Pinie.

GESTALTUNG EINES SCHÖNEN BADEZIMMERS

Viel zu häufig wird die Bedeutung des Badezimmers als Ort der Reinigung und als Zufluchtsmöglichkeit von Körper und Seele unterschätzt. Das Bad verdient es, mehr kreative Aufmerksamkeit zu erhalten, und es sollte dort eine ähnlich stimmungsvolle Atmosphäre wie in Ihrem Schlafzimmer herrschen. Selbst wenn Sie nur ein kleines Badezimmer haben, können einige kleine Veränderungen einen großen Unterschied machen. Verschönern Sie diesen Raum, und Sie schaffen sich einen Ort, an dem Sie total entspannen und loslassen können, die Anspannungen des Tages buchstäblich von sich abwaschen oder Vorbereitungen für eine wichtige Verabredung oder eine vergnügliche Nacht treffen.

Vielleicht möchten Sie einige Pflanzen in Ihr Bad stellen. Farne sehen sehr einladend aus und gedeihen in der feuchten Atmosphäre prächtig. Arrangieren Sie hübsche, farbige Glasflaschen auf einem Regal, die dann glänzen werden wie Edelsteine im Kerzenlicht. In diesen Glasflaschen könnten Sie Ihre ätherischen Öle aufbewahren. Bereiten Sie einige der Mischungen für unterschiedliche Anwendungen bereits vor, indem Sie bis zu 15 Tropfen ätherischen Öls mit 25 ml (5 TL) Basisöl vermengen. Nehmen Sie eine güne Flasche für erfrischende, belebende und stimulierende

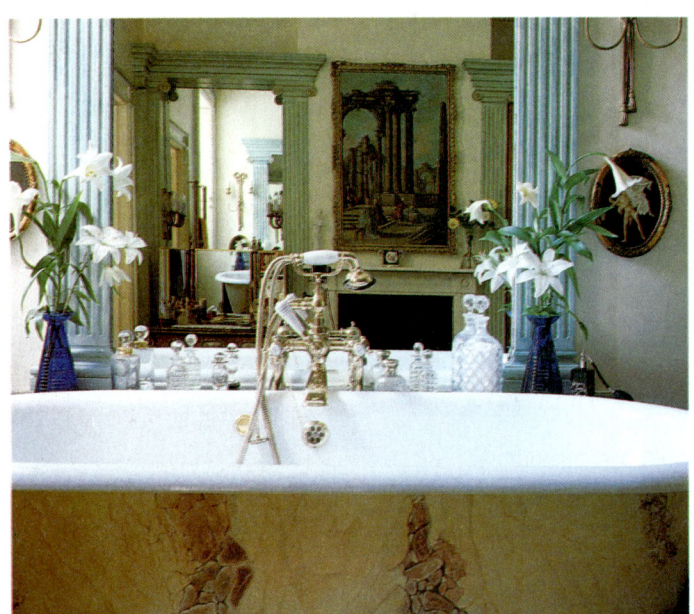

IHR BAD KANN ORT DER SCHÖNHEIT UND SINNLICHKEIT WERDEN

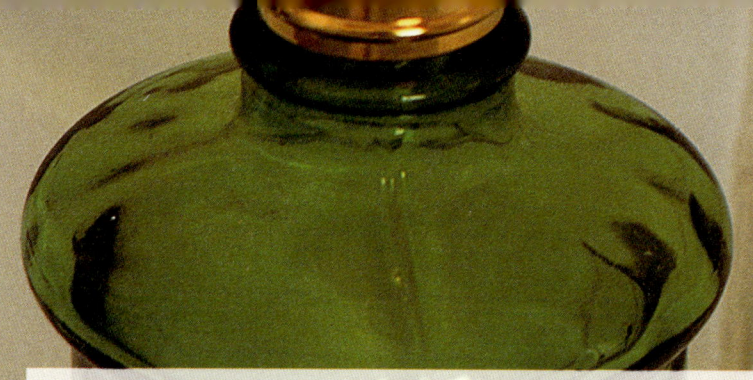
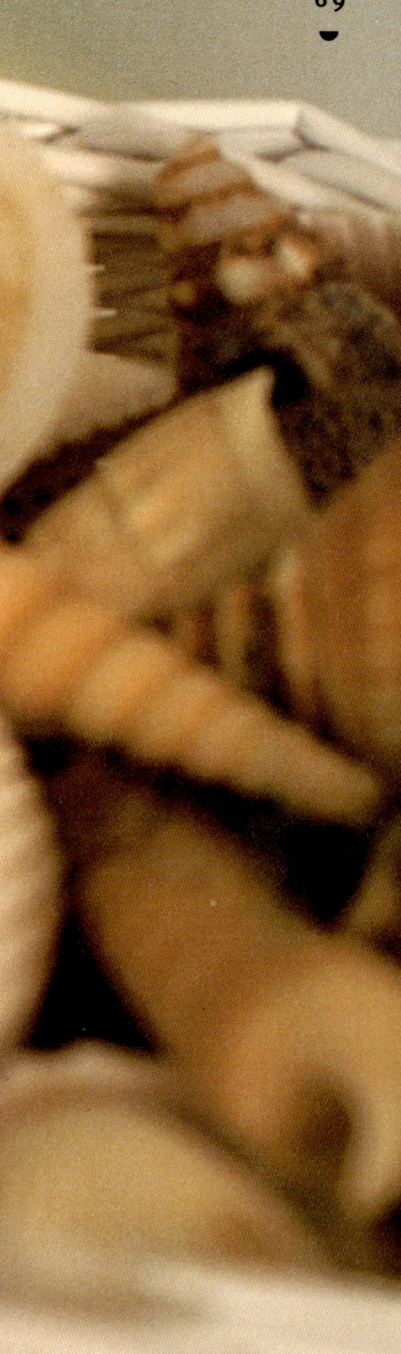

Ölmischungen. Füllen Sie blaue Flaschen mit entspannenden Mischungen, und wählen Sie rote Flaschen für aphrodisierende und sinnliche Rezepturen, die dann zum Einsatz kommen, wenn Sie Ihren Geliebten zu sich ins Bad eingeladen haben oder wenn Sie einen Verwöhnabend für sich allein planen.

Aber es gibt noch viele andere Möglichkeiten, Ihr Bad einladender zu gestalten. Farben haben immer einen direkten Einfluß auf unsere Sinne, deshalb überprüfen Sie also, ob Ihre Handtücher, Vorhänge und Badematten farblich harmonieren. Blau und Grün sind die Farben der Heilkraft und der Schönheit und deshalb für ein Badezimmer besonders gut geeignet, obschon ein Tupfer Rot hier und da einen Touch Leidenschaft bringen kann.

Entzünden Sie eine Duftlampe, während Sie sich im Badewasser entspannen. Legen Sie sich zurück, atmen Sie den Duft ein und spüren Sie, wie in der dampfenden Wärme des Wassers Ihre Sorgen verschwinden. Schlagen sie bei den Beschreibungen der ätherischen Öle am Anfang dieses Buchs nach, so daß Sie die richtigen Öle wählen, um eine bestimmte Stimmung zu fördern. Sie können bis zu 7 Tropfen eines ätherischen Öls in die Duftlampe oder ins Badewasser geben. Während Sie im Wasser liegen, führen Sie eine einfache Übung durch. Machen Sie sich Ihres Körpers bewußt, und beginnen Sie, jeden einzelnen Muskel zu entspannen. Konzentrieren Sie sich zunächst auf die Beine und Füße, und arbeiten Sie sich dann langsam weiter nach oben. Lassen Sie dann jeden Teil Ihres Körpers bewußt die heilenden Energien der Öle aufnehmen.

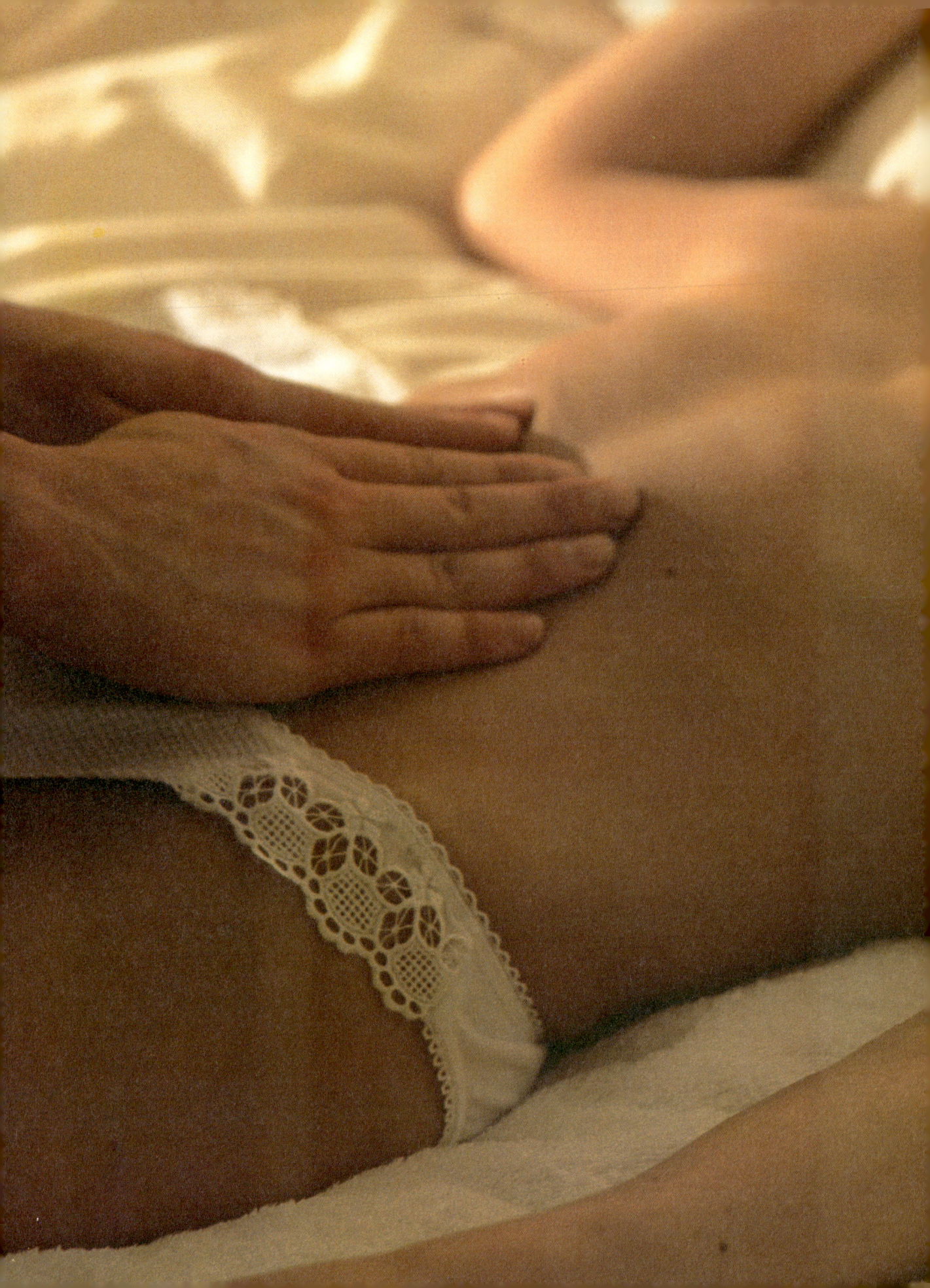

Wohltuende Massage

Die Aromatherapie-Massage kann dazu beitragen, die Beziehung zwischen Ihnen und Ihrem Partner auf unterschiedliche Weise zu verbessern, und zwar in emotionaler, körperlicher sowie spiritueller Hinsicht. In dem folgenden Kapitel werden Sie Ölrezepte und Massagegriffe kennenlernen, mit denen Sie Ihren Partner verwöhnen und für Streßabbau und Belebung sorgen können. Sie werden entdecken, daß eine Massage mit ätherischen Ölen eine äußerst genußvolle, euphorische und höchst entspannende Erfahrung sein kann oder eine, die Ihre Sinnlichkeit, Emotionaliät und Sexualität steigern wird. Sie werden lernen, wie wichtig die Sinne in unserer Haut sind, wenn es darum geht, unser Bewußtsein zu erhöhen. Um die richtige Atmosphäre für eine Massage zu schaffen, lesen Sie die Vorschläge in Kapitel 3. Bevor Sie jemanden massieren, sollten Sie dafür sorgen, daß der Raum gut geheizt ist. Verschönen Sie die Atmosphäre mit Kerzen, Potpourris und Blumen.

Mischen Sie die Öle entsprechend des von Ihnen gewählten Rezepts, aber überprüfen Sie nochmals in Kapitel 1, ob sie auch miteinander verträglich sind. Seien Sie immer besonders vorsichtig, wenn Sie Bergamotte verwenden. Verwenden Sie nur jeweils eine Ölmischung für eine Ganzkörpermassage – der Effekt wird in jedem Fall phantastisch sein, ob Sie nun nur einen Teil oder den ganzen Körper massieren.

MASSAGE ZUM
Verwöhnen

Wenn Sie jemanden lieben, dann kennen Sie das Gefühl, daß Sie manchmal einfach Ihre Arme ausbreiten und diese Person umarmen wollen, oder daß Sie ihren Streß oder Schmerz mit einer zärtlichen Berührung wegwischen möchten. Sie wissen instinktiv, daß ein solcher Hautkontakt heilend und beruhigend wirkt. Wann immer Sie also diese Person verwöhnen wollen, ihr besondere Aufmerksamkeit und Liebe schenken, Anspannung wegstreicheln oder ihre Stimmung aufbessern wollen, was wäre dazu besser geeignet als eine Gesichts- und Kopfmassage? Wenn Sie die Ölmischung des ersten Rezepts wählen, in dem Lavendel, Geranium und die liebliche Rose verwendet werden, so stellt sich durch die beruhigenden, pflegenden und die ausgleichenden Eigenschaften eine optimale Entspannung bei der entsprechenden Person ein.

Wenn Sie den Eindruck haben, daß sie ängstlich ist oder einen Energieschub braucht, dann sollten Sie besser eine Kombination von Weihrauch, Bergamotte und Jasmin in das Basisöl geben, damit sie sich angeregt und ermuntert fühlt. Die besonderen Eigenschaften des Mandel- und Jojobaöls pflegen außerdem ihre Haut.

Achten Sie bei einer Gesichtsmassage darauf, daß Ihre Hände einen gleichmäßigen, aber vorsichtigen Druck ausüben und daß sie sanft von der einen Stelle im Gesicht zur anderen gleiten. Geben Sie eine winzige Menge Öl auf Hals und Gesicht, und fahren Sie mit zarten, streichenden Bewegungen den Gesichtskonturen nach.

Zur Entspannung der Kiefer legen Sie Ihre Hände so darüber, daß sich Ihre Fingerspitzen auf den Wangen der zu massierenden

Person treffen. Lassen Sie Ihre Hände in dieser Position etwa sechzig Sekunden ruhen. Unter dieser bewegungslosen, warmen Berührung werden Verspannungen der Kiefer verschwinden. Streichen Sie dann abwechselnd mit jeder Hand mehrmals über ihre Wangen, und nehmen Sie die Hände vom Gesicht, wenn Sie die Stelle unterhalb des Ohrs erreicht haben. Drücken Sie die äußeren Bögen der Ohren vorsichtig, fahren Sie dann hinter die Ohren. Lassen Sie Ihre Hände ganz locker, während Sie mit den Fingerspitzen sanft über die Wangen zirkulieren. Streichen Sie mit Zeige- und Mittelfinger jeder Hand fünfmal leicht über die Knochenpartien, die um die Augen herum liegen. Üben Sie niemals direkt auf das Auge Druck aus, und dehnen Sie die zarte Haut unter den Augen nicht.

Legen Sie jetzt Ihre Hände vorsichtig über ihren Kopf, und streichen Sie mit beiden Daumen nach außen über die Brauen hin zu den Seiten des Kopfs. Fahren Sie fort, Ihre Daumen nach außen zu streichen, und arbeiten Sie sich Linie für Linie über die gesamte Stirn vor. Verwöhnen Sie die Schläfen, indem Sie Ihre Fingerspitzen mit kreisenden Bewegungen darüberfahren lassen. Massieren Sie zum Abschluß die Kopfhaut, und streichen Sie mit Ihren Fingern liebevoll durch das Haar.

LASSEN SIE DIE FINGERSPITZEN KREISEN

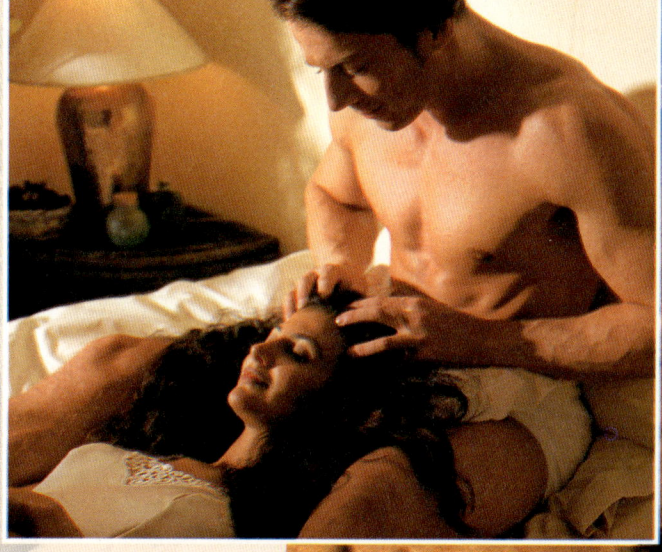

REZEPT 2

Lindernd und beruhigend

Weihrauch, Bergamotte, Jasmin
(Beachten Sie die Hinweise auf der vorherigen Seite)

Für eine Gesichts- und Kopfmassage

Geben Sie auf 10 ml (2 TL) Basisöl aus jeweils 5 ml Jojoba- und Mandelöl:

2 Tropfen Weihrauch

1 Tropfen Bergamotte

2 Tropfen Jasmin

MASSAGE ZUM
Abbau von Streß

SCHULTERN UND NACKEN

Schultern und Nacken sind diejenigen Körperteile, auf die sich täglicher Streß, emotionale Unstimmigkeiten oder schlechte Haltung besonders auswirken. Die meisten Menschen haben dort bestimmt schon mal Beschwerden, wie etwa einen steifen Hals, gehabt und kennen die sie begleitenden Schmerzen. Der Nackenbereich neigt zu Verspannungen, wenn wir unter emotionalem Druck stehen, bei Angstzuständen zum Beispiel, Streß bei der Arbeit oder zu Hause haben oder wenn uns alltägliche Ereignisse, wie etwa ein Verkehrsstau, frustrieren. Wenn man lange an einem Schreibtisch oder Computer sitzt oder sich falsch bewegt, kann auch dies zu Muskelverspannungen im Nacken führen.

Eine fünfzehnminütige Schulter-, Nacken- und Gesichtsmassage kann Wunder wirken und diese Symptome lindern. Sollten Sie diese Streß-Signale bei Ihrem Partner feststellen, dann bieten Sie ihm eine Schultermassage an, damit er sich wieder besserfühlt.

Um den wohltuenden Effekt der Massage zu steigern, benutzen Sie eines der hier vorgestellten Rezepte, und geben Sie diese Essenzen in ein Basisöl.

Muskatellersalbei, Sandelholz und Ylang Ylang helfen alle drei, emotionale und körperliche Spannungen abzubauen sowie die Psyche zu beruhigen. Mit Jasmin, Ingwer und Pfeffer erhalten wir Wärme und Stimulation, was zu einer Entkrampfung der Gelenke führt.

Lassen Sie Ihren Partner gemütlich vor Ihnen Platz nehmen. Geben Sie ein wenig Öl in Ihre Handflächen, und verteilen Sie es

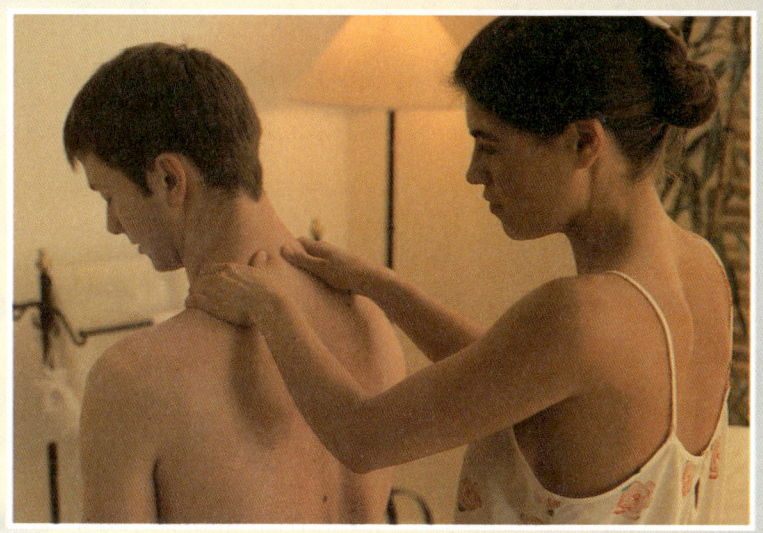

EINE RÜCKEN- UND NACKENMASSAGE WIRKT GEGEN VERSPANNUNGEN

mit fließenden Bewegungen über die obere Rückenpartie und den Nacken sowie über die Schultern und Oberarme. Legen Sie die Hände zwischen die Schultern Ihres Partners, fahren Sie mit Druck zwischen den Schultern nach oben. Machen Sie dann mit beiden Händen eine Seitwärtsbewegung in Richtung Oberarme, anschließend fahren Sie seitlich über die Rippen wieder nach unten. Nehmen Sie die Ausgangsposition wieder ein, und wiederholen Sie die Kreisbewegung mehrere Male. Greifen Sie die Schulter direkt neben dem Hals mit beiden Händen. Mit den Daumen vollführen Sie nun kreisende Bewegungen über die verspannten Stellen entlang der Wirbelsäule und um die Schulterblätter herum. Massieren Sie den Nacken, indem Sie die Muskeln zwischen Ihren Fingern und Daumen leicht kneten. Zum Abschluß geben Sie den Schultern eine belebende Klopfmassage, die die Haut stimuliert.

REZEPT 2

Wärmend und

entspannend
Ingwer, Pfeffer, Ylang Ylang

Schulter- und

Nackenmassage
Geben sie auf 15 ml (3 TL)

Traubenkern- und

Sonnenblumenöl:
3 Tropfen Ingwer
3 Tropfen Pfeffer
2 Tropfen Ylang Ylang

Ganzkörpermassage
Geben Sie auf 25 ml (5 TL)
Basisöl:
5 Tropfen Ingwer
5 Tropfen Pfeffer
4 Tropfen Ylang Ylang

MASSAGE ZUR
Kräftigung

REZEPTE FÜR EINE MASSAGE ZUR KRÄFTIGUNG

REZEPT 1
Kräftigung
Atlas-Zeder, Pfeffer, Orange

Für die Rücken- und Po-Massage
Geben Sie auf 20 ml (4TL)
einer Mischung aus
Traubenkernöl und
Sonnenblumenöl oder
Traubenkernöl und
Mandelöl
3 Tropfen Atlas-Zeder
4 Tropfen Pfeffer
4 Tropfen Orange

Für die Ganz- körpermassage
Geben Sie auf 25 ml (5 TL)
der obengenannten
Mischung:
4 Tropfen Atlas-Zeder
5 Tropfen Pfeffer
5 Tropfen Orange

Eine regelmäßige Aromatherapie-Massage kann dafür sorgen, daß Ihre körperlichen Ressourcen wieder aufgefüllt werden und daß den negativen Einflüssen, die Streß, Überarbeitung und Sorgen auf Ihren Körper und Geist und somit natürlich auch auf Ihre Beziehung ausüben, entgegengewirkt wird.

Die drei Rezepte, die wir in diesem Kapitel über kräftigende Massagen empfehlen, wurden im Hinblick auf ihre wärmenden, belebenden und heilenden Eigenschaften sorgfältig ausgewählt. Eine zwanzigminütige Rückenmassage oder gar eine dreißigminütige Ganzkörpermassage wird Ihnen beiden dabei helfen, sich nach einem ermüdenden und stressigen Tag oder nach einer Phase von Mißmutigkeit und mangelnder Vitalität wieder frisch und voller Energie zu fühlen.

RÜCKENMASSAGE

Vor der Massage überprüfen Sie noch mal, ob der Raum warm genug ist und daß Ihr Partner bequem auf einer festen, nicht zu weichen Unterlage liegt. Knien Sie sich neben ihn, und verteilen Sie die Ölmischung über Rücken und Po. Bevor Sie kräftigere Griffe ausführen, sollten Sie den Körper zunächst mit fließenden Bewegungen aufwärmen und entspannen. Benutzen Sie dazu Ihre flach ausgestreckte Hand, und fahren Sie mit leicht ziehenden und kreisenden Bewegungen über die Haut. Üben Sie einen stetigen, rhythmischen Druck aus, während Sie mit Ihren Händen die Körperformen entlangfahren. Spreizen Sie nun die Beine Ihres Partners leicht, und fahren

Sie in einer ununterbrochenen Bewegung bis zu fünfmal über den ganzen Rücken. Legen Sie Ihre Hände rechts und links des unteren Endes der Wirbelsäule, so daß Ihre Fingerspitzen in Richtung Kopf liegen. Streichen Sie nun in einer einzigen langen Bewegung nach oben zu den Schultern, um die Muskeln und Bänder, die die einzelnen Wirbel umgeben, zu dehnen und zu entspannen. Fahren Sie dann nach außen über die Schultergelenke, wodurch die Muskeln im unteren Nackenbereich gedehnt werden. Lehnen Sie sich etwas zurück, während Sie mit Ihren Händen

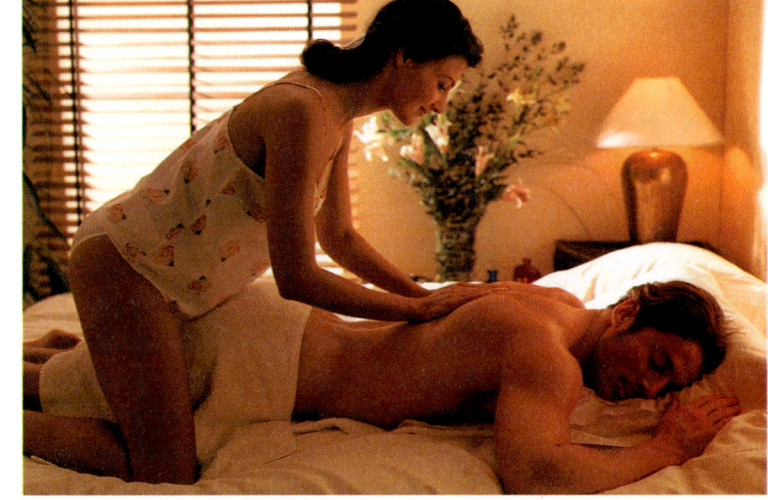

über die Rippen nach unten gleiten. Bringen Sie Ihre Hände dann zurück in die Ausgangsposition.

STÄRKENDE ÖLE UND IHRE MASSAGE

BAUEN SEINEN STRESS AB

    Um den Blutfluß zum Herzen anzuregen, führen Sie Ihre Hände in kleinen, ausstreichenden Bewegungen, die an das Öffnen eines Fächers erinnern, den Rücken hinauf. Gleiten Sie mit diesen Griffen einige Zentimeter hinauf, um sie dann zu den Seiten des Oberkörpers zu führen. Von dort fahren Sie weiter hinunter, drehen Ihre Handgelenke leicht und führen Ihre Hände zurück zur Ausgangsposition. Wiederholen Sie diese Bewegung ohne Unterbrechung, und lassen Sie Ihre Hände jedesmal einige Zentimeter weiter hochfahren. Wenn Sie beim Nackenbereich angekommen sind, vergrößern Sie

REZEPT 2

Belebend und

ausgelassen

Limone, Basilikum,

Bergamotte

Rücken- und

Pomassage

Geben Sie auf 20 ml (4 TL)

Basisölmischung, bestehend

aus Traubenkern- und

Sonnenblumenöl oder aus

Traubenkern- und Mandelöl:

5 Tropfen Limone

4 Tropfen Basilikum

3 Tropfen Bergamotte

Ganzkörpermassage

Geben Sie auf 25 ml (5 TL)

obengenannter Ölmischung:

6 Tropfen Limone

5 Tropfen Basilikum

4 Tropfen Bergamotte

die ausstreichenden Bewegungen und kreisen auch um die Schultern, bevor Sie wiederum zurückgleiten und mit der Bewegung von neuem beginnen. Wiederholen Sie das noch einige Male, wobei Sie sowohl Tempo als auch Druck erhöhen, um den kräftigenden Effekt noch zu steigern.

Bevor Sie mit den Knetgriffen beginnen, konzentrieren Sie sich auf die Wirbelsäule. Pressen Sie die Innenseite Ihrer Daumen in die Vertiefungen, die sich rechts und links am unteren Ende der Wirbelsäule befinden. Die Hände ruhen dabei ganz entspannt und in Schrägstellung auf dem Körper. Gleiten Sie jetzt mit den Daumen seitlich die Wirbelsäule hinauf in Richtung Schultern. Dann fahren Sie mit der ganzen Handfläche über den oberen Rückenbereich und die Schultern und kehren, wie bei den vorherigen Griffen, seitlich zurück zum Ausgangspunkt. Wiederholen Sie diesen Griff zweimal. Wenn Sie sich für Rezept 1 auf Seite 76 entscheiden, werden Sie die

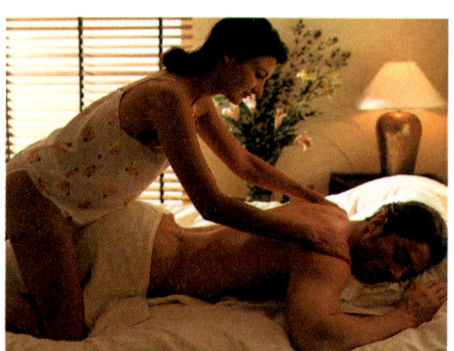

IHRE HÄNDE GLEITEN AUSEINANDER

wunderbare kräftigende Wirkung der Kombination von Atlas-Zeder, Pfeffer sowie Orange auf Ihren Partner feststellen können. Zusätzlich tragen Sie durch die Massage dazu bei, daß sich Verspannungen auflösen. Atlas-Zeder ist grundsätzlich eine hervorragend belebende Substanz, die auf den gesamten Körper wirkt und die geistige Klarheit steigert, während Pfeffer für Würze und Wärme sorgt, was sich günstig auf verspannte Muskeln auswirkt. Die Orangenessenz gibt Schwung und Energie, reinigt das Blut und entgiftet die Haut, wirkt gleichzeitig aber auch lindernd bei Muskelschmerzen und -verkrampfungen.

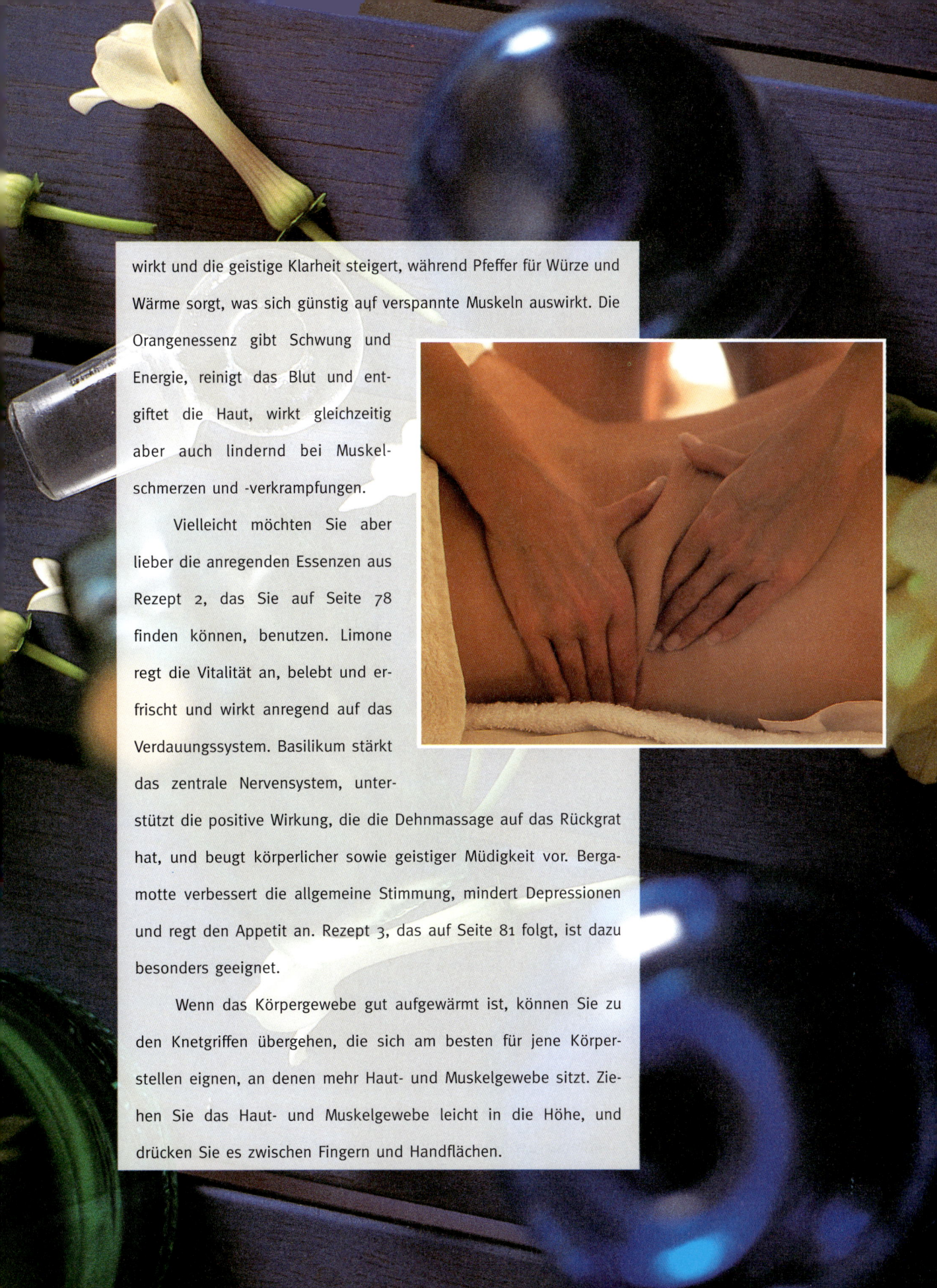

Vielleicht möchten Sie aber lieber die anregenden Essenzen aus Rezept 2, das Sie auf Seite 78 finden können, benutzen. Limone regt die Vitalität an, belebt und erfrischt und wirkt anregend auf das Verdauungssystem. Basilikum stärkt das zentrale Nervensystem, unterstützt die positive Wirkung, die die Dehnmassage auf das Rückgrat hat, und beugt körperlicher sowie geistiger Müdigkeit vor. Bergamotte verbessert die allgemeine Stimmung, mindert Depressionen und regt den Appetit an. Rezept 3, das auf Seite 81 folgt, ist dazu besonders geeignet.

Wenn das Körpergewebe gut aufgewärmt ist, können Sie zu den Knetgriffen übergehen, die sich am besten für jene Körperstellen eignen, an denen mehr Haut- und Muskelgewebe sitzt. Ziehen Sie das Haut- und Muskelgewebe leicht in die Höhe, und drücken Sie es zwischen Fingern und Handflächen.

DIE POMASSAGE

**EIN SANFTES STREICHEN
ÜBER DEN PO WÄRMT
MUSKELN UND HAUT**

Der Rücken ist jetzt entspannt und prickelt vor Vitalität. Wenden Sie sich nun dem Po Ihres Partners zu. Die meisten Männer mögen eine belebende Massage an dieser Körperstelle. Das Lockern der Muskulatur im unteren Rücken-, Po und Oberschenkelbereich trägt dazu bei, den gesamten Körper zu entspannen, und führt zu einer besseren Körperhaltung und zu geschmeidigeren Bewegungen.

Darüber hinaus ist der Po natürlich eine sehr erogene Zone, da er aus großen Muskeln besteht und mit sensorischen Nerven durchzogen ist, die die Empfindungen im Becken und im Genitalbereich steigern.

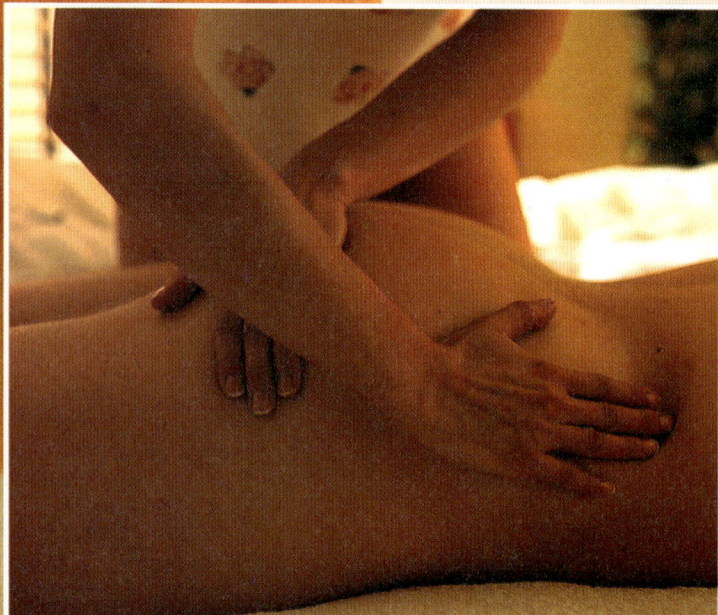

Am Anfang steht zunächst die Lockerung und Aufwärmung der Pomuskulatur mit einigen sanften, fließenden Griffen. Halten Sie Ihre Hände ganz locker, so daß Sie sich den sinnlichen Kurven gut anpassen können. Knien Sie sich seitlich neben den Oberschenkel, und verteilen Sie das ätherische Öl über die Haut. Gleiten Sie dabei mit beiden Händen kreisförmig über den gesamten Pobereich. Weiten Sie Ihre Bewegungen auch auf den unteren Rücken und die Oberschenkel aus.

Wenden Sie Ihren Kopf nun in Richtung seines Gesichts, und gleiten Sie mit beiden Händen, die kleinen Finger voran, über die

Oberschenkel, und umfassen Sie die Rundung der Pobacken. Lassen Sie nun die Hände auseinandergleiten, und fahren Sie über das Becken und die Hüften zurück bis zum Oberschenkel. Drehen Sie dann Ihre Handgelenke, so daß diese Bewegung fließend und ohne Unterbrechung noch einige Male wiederholt werden kann.

Kneten Sie den ganzen Po mit festen Griffen, wobei Sie darauf achten, daß die Bewegungen fließend sind. Greifen Sie mit einer Hand in das Haut- und Muskelgewebe, heben Sie es leicht an, drücken und rollen Sie es dann mit beiden Händen hin und her. Da an dieser Stelle einfach mehr Fleisch sitzt, ist der ohnehin schon wunderbare Effekt einer Knetmassage hier besonders groß. Weiten Sie die Massage auch auf die Oberschenkel aus, und kneten Sie sowohl die oberen als auch die seitlichen Partien. Anschließend wird der gesamte Bereich mit den sanfteren Griffen, die am Anfang der Pomassage standen, entspannt.

Der Abschluß sollte wiederum stimulierend sein. Führen Sie eine leichte Klopfmassage durch, die die Muskeln kräftigt und die Haut durchblutet. Anschließend wird die Haut durch ganz leichte, zarte Berührungen angeregt.

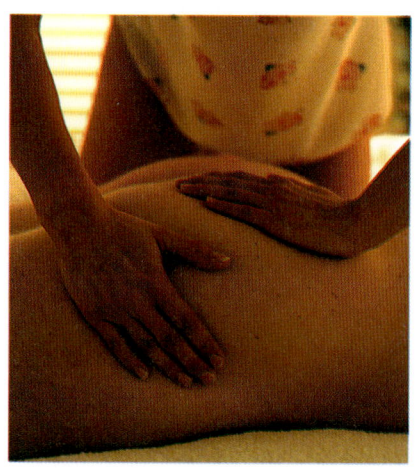

INGWER UND ORANGE WÄRMEN UND UNTERSTÜTZEN SO IHRE MASSAGE

REZEPT 3

Wärmend und anregend
Ingwer, Orange

Rücken- und Pomassage
Geben Sie auf 20 ml (4 TL) Basisölmischung, bestehend aus Traubenkern- und Sonnenblumenöl oder aus Traubenkern- und Mandelöl
4 Tropfen Ingwer
5 Tropfen Orange

Ganzkörpermassage
Geben Sie auf 25 ml (5 TL) der obigen Basisölmischung:
5 Tropfen Ingwer
6 Tropfen Orange

MASSAGE ZUR
reinen Entspannung

REZEPTE FÜR ENTSPANNUNGS- MASSAGEN

REZEPT 1

Euphorisch

Muskatellersalbei, Weihrauch, Limone

Fuß- und Beinmassage

Geben Sie auf 10 ml (2 TL) Distel-, Sonnenblumen- Traubenkern- oder Mandelöl:

2 Tropfen Muskatellersalbei

1 Tropfen Weihrauch

3 Tropfen Limone

Ganzkörpermassage

Geben Sie zu obengenannten Ölen:

5 Tropfen Muskatellersalbei

3 Tropfen Weihrauch

Stellen Sie sich nur einmal den Genuß vor, wenn Ihr Partner Sie am Abend mit einer herrlichen Entspannungsmassage verwöhnt. Er hat sich die Zeit genommen, zu diesem Anlaß eine einladende und eine sinnliche Atmosphäre zu schaffen. Der Raum ist angewärmt, flackerndes Kerzenlicht taucht die Szene in ein romantisches, entspannendes Licht. Eine besondere Augenweide sind Vasen, gefüllt mit wunderbaren Blumen. Die Matratze ist mit frischen, vorgewärmten Laken oder Handtüchern bedeckt, und darauf sind Kissen verstreut, damit Sie sich gemütlich zurücklehnen können. Im Hintergrund spielt leise Musik. In der Luft liegt das Aroma ätherischer Öle, vielleicht der betörende harzige Duft des Weihrauchs, der Duft der Götter, oder der Blumenduft der Geranie. Vielleicht hat er sich aber auch für Jasmin entschieden, den heiligen Duft des Ostens, um Ihren Geruchssinn mit diesem herrlich exotischen Duft zu verwöhnen, und hat dann auch noch das frische Zitronen- und Blumenaroma der Bergamotte hinzugegeben.

Äußerst entspannend ist es, wenn einem die Beine und Füße massiert werden. Müdigkeit in schmerzenden Waden- und Oberschenkelmuskeln verschwindet, und Bänder und Sehnen werden von Anspannung befreit. Die aufwärts verlaufenden Bewegungen regen den Blutfluß zum Herzen an und unterstützen den Transport von Schlacke in die Lymphdrüsen, wodurch Ihrem Immunsystem geholfen wird, Giftstoffe im Körper abzubauen.

Während er Sie in das Zimmer führt, wo Sie sich auf die Kissen niederlegen sollen, sind all Ihre Sinne hellwach und in einem

Zustand äußerster Aufnahmebereitschaft. Jetzt ist für Sie der Zeitpunkt gekommen, daß Sie in dem sinnlichen Vergnügen einer liebevollen Bein- und Fußmassage schwelgen können. Seine sanften Berührungen werden durch die wirkungsvollen Eigenschaften der ätherischen Öle unterstützt, die einerseits Ihre Haut pflegen, andererseits Ihnen beiden körperlich wie auch emotional Auftrieb geben.

BEINMASSAGE

Verreiben Sie etwas Öl zwischen den Handflächen, und verteilen Sie es nacheinander auf die Beine, wobei Sie Ihre Hände mit übereinandergreifenden Bewegungen darüberfahren lassen. Achten Sie darauf, daß die Berührungen Ihrer Hände zart sind und sich den Formen des Beins anpassen. Lassen Sie die Hände dann locker und sanft über beide Beine gleiten, damit die Muskeln warm und locker werden. Denken Sie daran, Ihre Bewegungen immer ausklingen zu lassen, sie sollen nie plötzlich unterbrochen werden. Konzentrieren Sie sich anschließend auf ein Bein, gleiten Sie mit beiden Händen gleichmäßig über die ganze Länge, folgen Sie der Form der Kniescheibe, und lassen Sie am

REZEPT 2

Entspannend

Atlas-Zeder, Geranium

Fuß- und Beinmassage

Geben Sie auf 10 ml (2 TL) Distel-, Traubenkern- oder Mandelöl:

4 Tropfen Atlas-Zeder

2 Tropfen Bergamotte

Ganzkörpermassage

Geben Sie auf auf 25 ml (5 TL) der obengenannten Basisöle:

8 Tropfen Atlas-Zeder

6 Tropfen Geranium

Oberschenkel die Hände auseinandergleiten, um die Seiten zu umfassen. Gleiten Sie mit den Händen anschließend mehrmals, ohne den Bewegungsfluß zu unterbrechen, unter die Schenkel und mit einer sanften, gleichmäßigen Bewegung abwärts bis über den Fuß. Das Bein Ihrer Partnerin wird dadurch gedehnt und entspannt. Lassen Sie die Hände dann auseindergleiten, und fahren Sie mit kreisenden Bewegungen, die ineinander übergehen, bis zum Oberschenkel hinauf, anschließend mit den gleichen Griffen wie zuvor wieder zum Fuß. Die empfindlichen Zonen der Oberschenkel sollten mit fließenden und kreisförmigen Bewegungen massiert werden. Wiederholen Sie diese Griffe nun am anderen Bein.

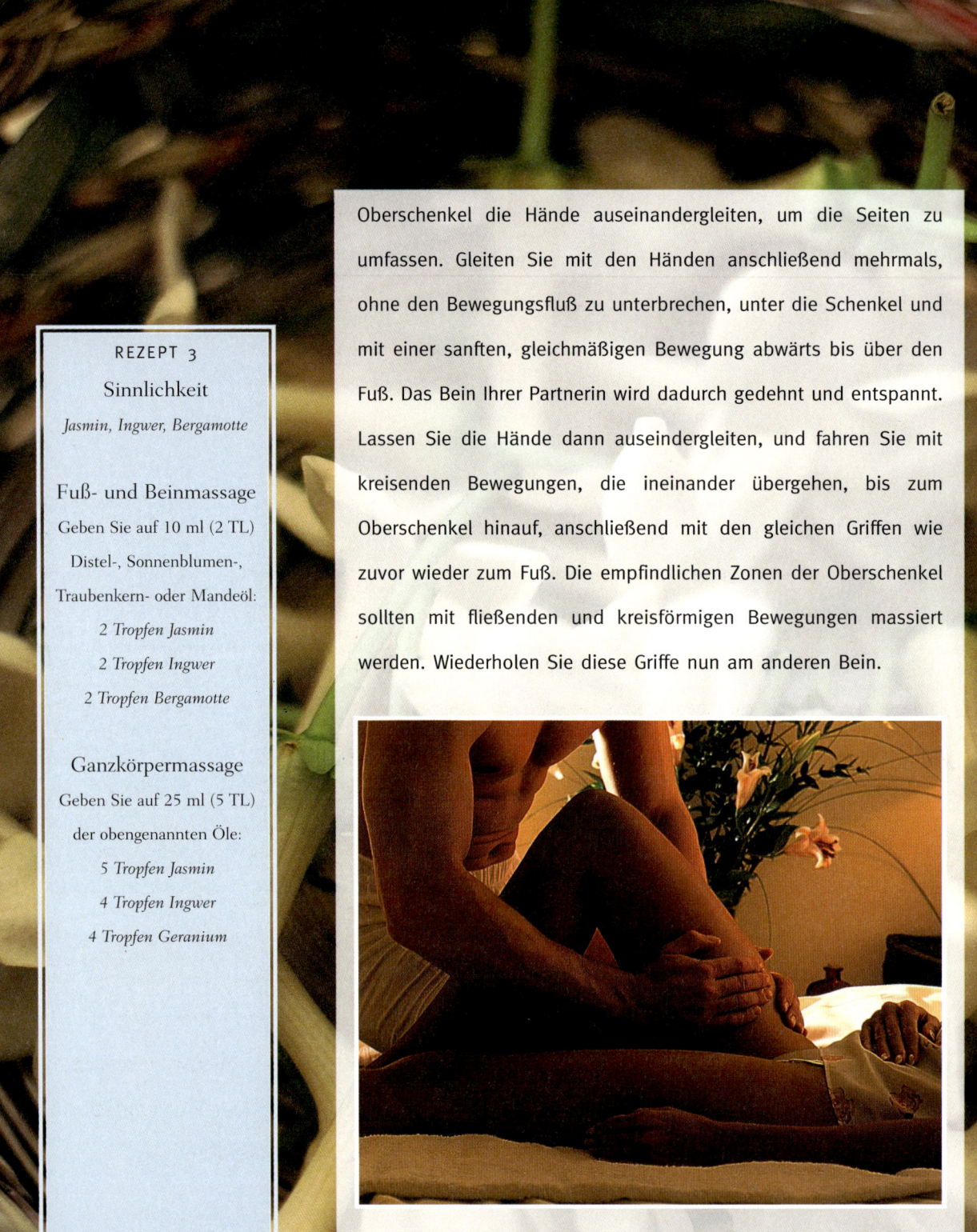

DURCH IHRE FLIESSENDEN BERÜHRUNGEN KÖNNEN DIE
ÖLE BESSER IN DIE HAUT EINZIEHEN

DIE FUSSMASSAGE

Eine Fußmassage stimuliert die zahllosen Nervenenden, die sich in der Fußsohle befinden, und trägt somit dazu bei, daß das gesamte System angeregt wird. Durch die ätherischen Öle in Verbindung mit sanften Berührungen der Hände stellt sich das wunderbare Gefühl ein, rundherum verwöhnt zu werden und sich dabei zu entspannen.

Beginnen Sie die Fußmassage damit, daß Sie den Fuß etwa sechzig Sekunden lang still in Ihrer Hand festhalten, damit er sich beruhigen kann und damit zunächst eine allgemeine Balance hergestellt wird. Nehmen Sie sich die Füße nacheinander vor, und verteilen Sie mit fließenden Bewegungen etwas Öl auf ihnen. Gleiten Sie mit beiden Händen über den Spann, dann mit kreisenden Bewegungen über den Knöchel und anschließend beide Außenseiten des Fußes entlang. Halten Sie den Fuß in Ihrer Hand, während Sie Spann, Fußsohle sowie die seitlichen Partien des Fußes mit Handballen, Daumen und Fingern massieren. Strecken Sie jeden einzelnen Zeh vom Ansatz bis zur Spitze mit Daumen und Zeigefinger; wenn nötig wechseln Sie zwischendurch die Hände. Fahren Sie mit ganz leichten Berührungen über den Fuß, um die Haut zu stimulieren, und umschließen Sie ihn dann nochmals eine Minute mit Ihren Handflächen. Durch die Wärme Ihrer Hände wird sich der Fuß entspannen. Wiederholen Sie dann alle Griffe am anderen Fuß.

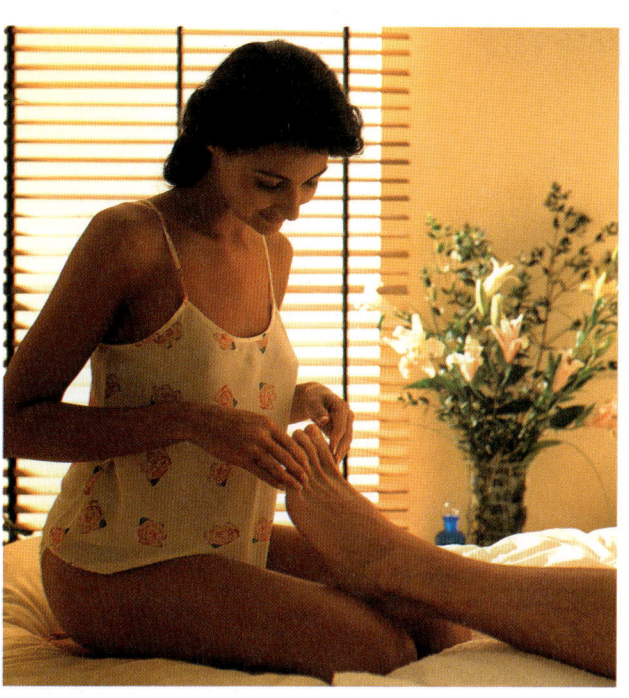

FÜSSE REAGIEREN BESONDERS EMPFINDLICH AUF FEDERLEICHTE BERÜHRUNGEN

EINE MASSAGE FÜR
sexuelle Offenheit

DER BAUCH

Eine sinnliche Massage, die mit aphrodisierenden Eigenschaften bestimmter ätherischer Öle verbunden wird, kann sexuelle Gefühle und emotionale Offenheit zwischen den Liebenden steigern und ihre Intimität und Spontaneität erhöhen.

Wählen Sie das holzige Aroma der Wacholderbeeren zusammen mit dem erdigen Sandelholz. um in einer noch neuen Beziehung Vertrauen und sexuelle Offenheit aufzubauen. Oder entscheiden Sie sich für das süße exotische Ylang Ylang mit seinen sinnlichen, sexuellen und entspannenden Eigenschaften, und fügen Sie noch einen Hauch des wärmenden, würzigen Pfeffers hinzu. Geben Sie Ihrer Partnerin eine Ganzkörpermassage, oder konzentrieren Sie sich auf den Brust- und Bauchbereich. Zum Abschluß könnte eine liebevolle Gesichtsmassage (siehe Seite 71) stehen. Sanfte, fließende Griffe über den Bauch können dazu beitragen, daß tiefverwurzelte Spannungen aufgelöst und die inneren Organe angeregt werden.

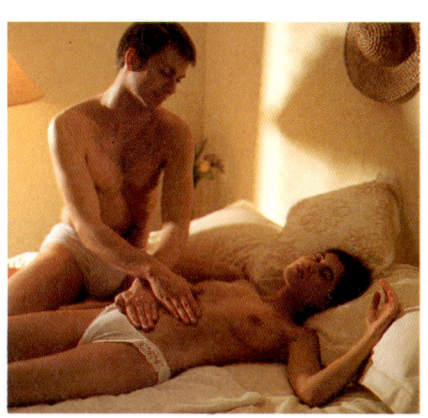

MASSIEREN SIE DEN BAUCH IHRER PARTNERIN MIT ZARTEN UND LIEBEVOLLEN GRIFFEN

Knien Sie sich mit Blick auf den Bauch neben Ihre Partnerin, und verteilen Sie das Öl mit ausholenden, kreisenden Bewegungen über ihren Bauch und die Seiten. Arbeiten Sie mit beiden Händen im

Uhrzeigersinn, wobei die Fingerspitzen in die von Ihnen abgewandte Richtung weisen. Heben Sie die rechte Hand leicht an, damit die linke in einem vollständigen Kreisbogen darunter herfahren kann. Legen Sie anschließend die rechte Hand über das linke Handgelenk hinweg wieder sanft auf den Bauch, und beschreiben Sie einen Halbkreis, bevor Sie die Hand dann wieder hochnehmen.

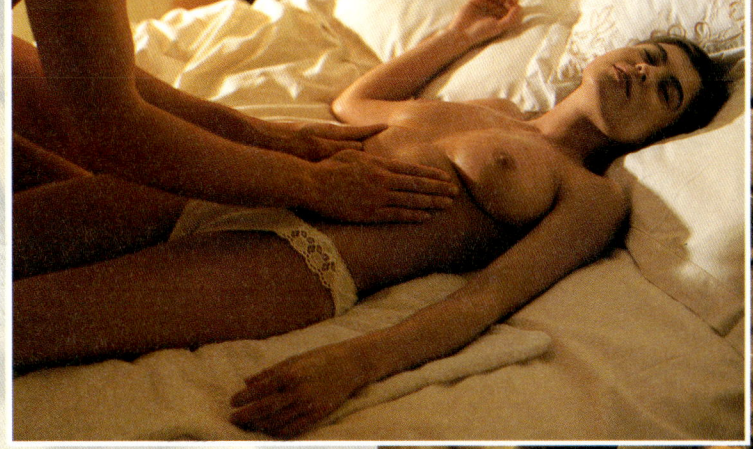

Verändern Sie Ihre Position nun so, daß Sie in Richtung Kopf Ihrer Partnerin blicken, und streichen Sie mit beiden Händen, die Fingerspitzen weisen

MASSIEREN SIE BRUST UND BAUCH MIT FRUCHTIGEN ÖLEN

auch in Richtung Kopf, den Bauch hinauf, dann seitlich über die Rippen. Fahren Sie mit den Fingern unter ihren Rücken, während die Handflächen die Seiten Ihrer Partnerin umfassen. Ziehen Sie Ihre Hände über die Taille nach unten, drehen Sie dann Ihre Handgelenke, und fahren Sie mit einer Kreisbewegung über die Hüfte und zurück in die Ausgangsposition. Wiederholen Sie dies mehrmals. Wenden Sie sich nun wieder dem Bauch zu, und kneten Sie gründlich die Hüfte und Taille der gegenüberliegenden Seite. Wiederholen Sie die Knetgriffe dann auf der anderen Seite. Führen Sie anschließend noch einige Kreisbewegungen durch, und lassen Sie zum Abschluß beide Hände etwa eine Minute lang auf dem Unterleib liegen.

REZEPT 2

Aphrodisierend
Ylang Ylang, Pfeffer

Bauch- und
Brustmassage
Geben Sie auf 10 ml (2 TL)
Basisöl, bestehend aus
Jojoba- und Mandelöl oder
Traubenkernöl:
2 Tropfen Ylang Ylang
4 Tropfen Pfeffer

DIE BRUST

Zu einer liebevollen Berührung gehört sowohl Kraft als auch Zärtlichkeit. Denken Sie nur daran, wie eine Mutter ihr Kind hält: fest genug, um ein Gefühl von Beruhigung und Schutz zu vermitteln, zur gleichen Zeit aber auch zärtlich und tröstend. Diese Art der Zuwendung sollte auch in Ihren Händen liegen, wenn Sie Ihre Partnerin massieren, besonders dann, wenn es sich dabei um ihre empfindsamsten Stellen wie etwa Bauch, Brust und Gesicht handelt. Die Öle, die Sie auswählen, können dabei unterstützend wirken und Gefühle von Liebe, Frieden und Sicherheit hervorrufen.

In dem dritten Rezept diese Kapitels, das für Bauch- und Brustmassagen gedacht ist, wird eine Kombination von Rose und Weihrauch vorgeschlagen. In dieser Mischung wird das Aroma der Blume der Liebe mit den meditativen Eigenschaften des harzigen Kautschuks kombiniert. Die Rose unterstützt die Heilung des Herzens, und Weihrauch fördert den inneren Frieden und die Liebe.

Setzen oder knien Sie sich hinter Ihre Partnerin, so daß es für Sie bequem ist und Sie nicht verkrampfen. Stellen Sie zunächst den Kontakt her, indem Sie eine Hand leicht auf die Schädeldecke Ihrer Partnerin legen und die andere auf ihr Herz.

Verreiben Sie etwas Öl in Ihren Händen, und verteilen Sie es über den gesamten Brustbereich. Die anschließenden Griffe sollten in einer ununterbrochenen Folge stattfinden, damit der Brust- und Rippenbereich aufgewärmt und Verspannungen gelockert werden und Ihre Partnerin in tiefen Zügen atmen kann. Wiederholen Sie die Griffe mehrfach. Legen Sie beide Hände flach auf ihr Brustbein, die Finger weisen dabei den Körper hinab. Gleiten Sie bis zum unteren Rippenbogen hinunter, dann zu den Seiten des Körpers. Legen Sie Ihre Hände um die Rippen, und streichen Sie in einer gleichmäßigen Bewegung nach oben. Führen Sie beide Hände zurück auf den Brustkasten, oberhalb des Busens. Drehen Sie Ihre Hände so, daß die Handballen nach außen zeigen, und gleiten Sie über den Brustkasten zum äußeren Rand der Schultern. Kreisen Sie um die Schultergelenke, drehen Sie Ihre Hände leicht, so daß Sie über die Schultern gleiten

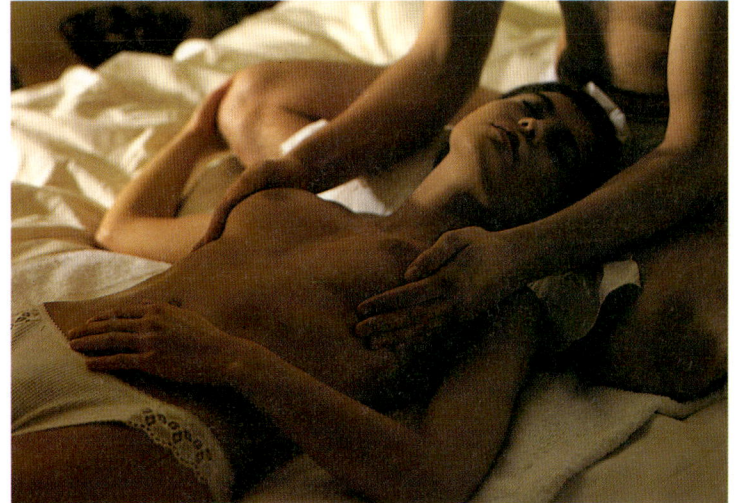

können. Nach einer weiteren Drehung der Handgelenke umfassen Sie den Nacken Ihrer Partnerin mit Ihren schützenden Handflächen. Ziehen Sie die Haut im hinteren Nackenbereich vorsichtig und regelmäßig, und streichen Sie, indem der Kopf Ihrer Partnerin leicht angehoben wird, über den Hinterkopf. Gleiten Sie jetzt mit ausstreichenden Bewegungen über ihre Brust, wobei die Griffe ineinander übergehen sollen, bis zum unteren Ende der Rippen. Fahren Sie um die äußeren Rippenbögen herum, und gleiten Sie mit den zuvor beschriebenen Griffen in die Ausgangsposition zurück. Geben Sie dem Busen Ihrer Partnerin Wärme, indem Sie Ihre Hände darauf legen. Anschließend streichen Sie vorsichtig mit kreisenden Bewegungen um den Busen.

WENN SIE DEN BUSEN IHRER PARTNERIN BERÜHREN DÜRFEN, TUN SIE ES MIT RESPEKT UND ZÄRTLICHKEIT

REZEPTE FÜR EINE MASSAGE ZUR SENSIBILISIERUNG DER HAUT

REZEPT 1

Bewußtseinssteigernd

Basilikum, Lavendel,

Patchouli

Den allgemeinen Hautkontakt fördernd

Geben Sie auf 20 ml (4 TL) Traubenkernöl für verführerische Berührungen, beziehungsweise auf 10 ml (2 TL) Avocado- oder Jojobaöl für ein langanhaltendes Gefühl:

4 Tropfen Basilikum

4 Tropfen Lavendel

2 Tropfen Patchouli

Die Haut umschließt und schützt uns, und sie ist das Bindeglied zwischen unserer inneren und äußeren Realität. Was auch immer mit unserem Körper passiert, über die Tastsinne unserer Haut werden diese Informationen über das zentrale Nervensystem an das Gehirn weitergeleitet. Das Gehirn entschlüsselt die erhaltenen Botschaften und sendet seine Impulse zurück an den jeweiligen Körperteil, so daß wir entsprechend reagieren können. Unsere Haut ist ein Spiegel unserer Emotionen und dessen, was in unserer Seele passiert. Wir strahlen vor Gesundheit oder werden aus Angst blaß; wir erröten in einer peinlichen Situation, zittern vor Aufregung oder bekommen eine Gänsehaut, wenn uns Schauer den Rücken herunterlaufen oder wir Angst haben.

Eine Berührung, die von einem anderen Menschen kommt, bestätigt uns in unserem Selbstwertgefühl. Wenn wir liebevoll berührt werden, dann fühlen wir uns auch liebenswert. Werden wir jedoch nie berührt, so fühlen wir uns isoliert und einsam.

Eine gesunde und belebte Haut ist somit für unser gesamtes Wohlergehen wichtig. Wenn man die Haut mit einer Mischung ätherischer Öle pflegt und sie außerdem mit liebevollen, spielerischen Berührungen stimuliert, dann bleibt sie vital und elastisch.

Wählen Sie eins der hier genannten Rezepte aus, und verteilen Sie das Öl sanft auf der Haut Ihrer Partnerin, indem Sie mit den Handflächen und Fingern in abwärtsgerichteten, fließenden Bewegungen streichen. Hierbei handelt es sich nicht um eine Massage im eigentlichen Sinne, sondern eher um eine Steigerung der Hautempfindungen. Streichen Sie nur mit Ihren Fingerspitzen über die Haut, wobei die eine Bewegung in die andere übergeht. Beobachten Sie, ob Ihre Partnerin unterschiedliche Reaktionen auf den Druck Ihrer Handflächen und das Streichen Ihrer Fingerspitzen zeigt. Versuchen Sie, Ihren Berührungen noch weniger Druck zu verleihen, und fahren Sie mit einem federleichten Streicheln über die Haut, wobei Sie sich besonders auf die Stellen konzentrieren, an denen die Haut sehr empfindlich ist. Sie wird spüren, wie ihre Nervenenden prickeln und vibrieren in Reaktion auf diese stimulierenden Berührungen. Probieren Sie, wie unterschiedliche Körperteile, die Handflächen, Fußsohlen, Gesichtshaut und die gesamte Länge der Wirbelsäule auf unterschiedlichen Druck reagieren. Fahren Sie mit den Fingerspitzen besonders sanft über die Lippen, die Ohren oder den Nacken Ihrer Partnerin.

Wenn Sie die Öle aus Rezept 1 anwenden, wird die Reaktion Ihrer Partnerin auf zärtliche Berührungen durch das Basilikum gesteigert, während Lavendel und Patchouli die Haut pflegen. Bei dem zweiten Rezept ergänzen die aphrodisierenden Eigenschaften des Neroliöls die pflegenden Wirkstoffe. Bergamotte und Pfeffer werden sie verführen, wobei Pfeffer zusätzlich auch noch Wärme spendet.

REZEPT 2
Stimulierend
Neroli, Bergamotte, Pfeffer

Den allgemeinen Hautkontakt fördernd
Geben Sie auf 20 ml (4 TL) der obengenannten Basisölmischungen:
4 Tropfen Neroli
3 Tropfen Bergamotte
2 Tropfen Pfeffer

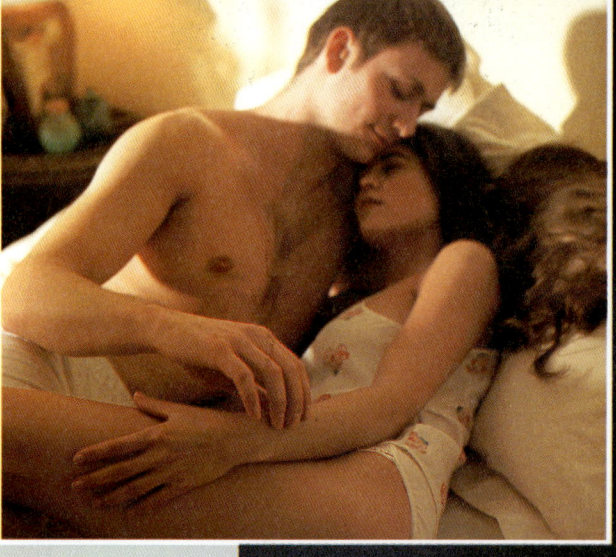

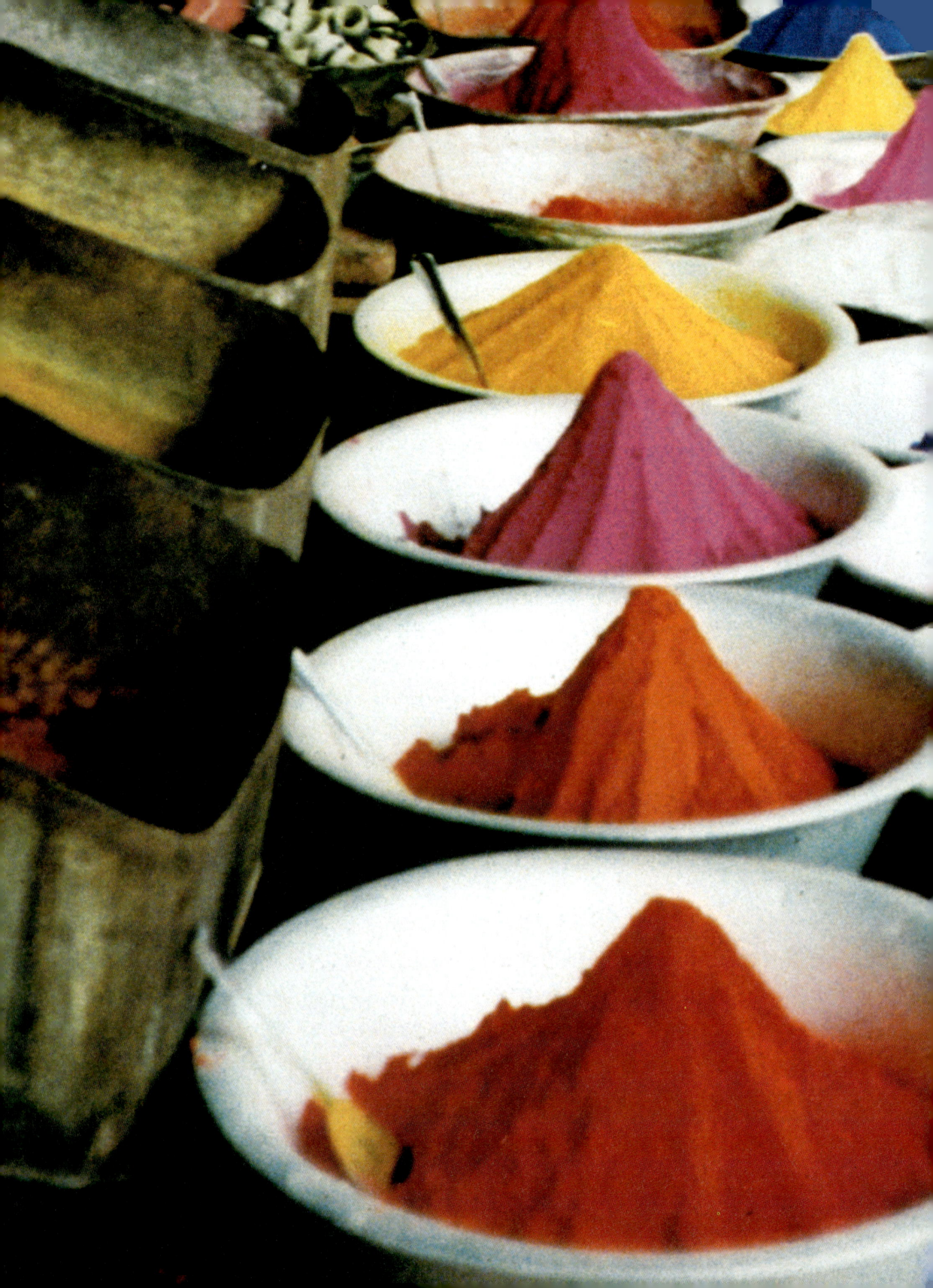

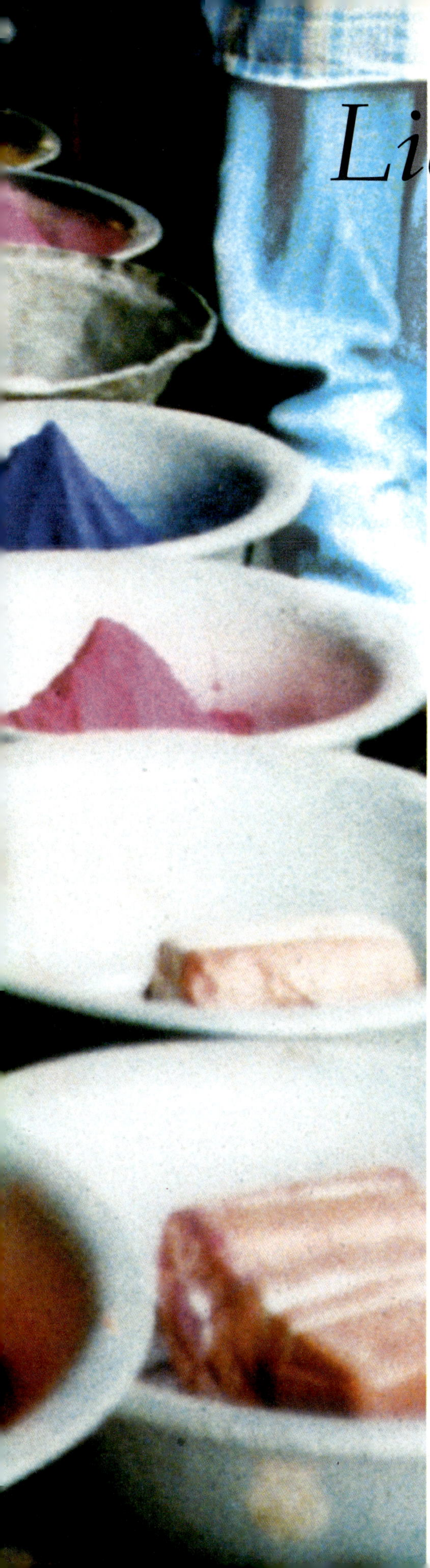

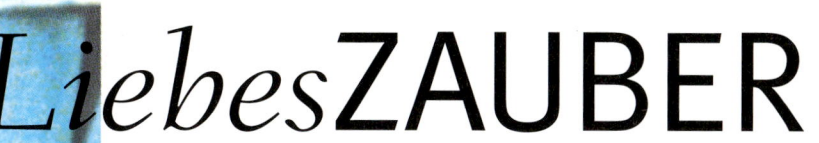

*Liebes*ZAUBER

Liebe und Zuneigung bergen immer auch eine Spur Zauber in sich. Wenn wir uns verlieben, ist es fast so, als ob irgendeine unbekannte Macht über uns käme, die unserem Leben Glanz verleiht.

Liebe ist eine Macht außerhalb unserer Kontrolle, jedoch reagiert sie auf bestimmte Angebote. Wenn Sie spüren, daß Zuneigung in der Luft liegt, dann nehmen Sie sich die Zeit, sie in Ihr Herz eintreten zu lassen. In diesem Kapitel werden Ihnen Möglichkeiten aufgezeigt, wie Sie die Geschenke der Natur und deren heilende und verführerische Eigenschaften nutzen können, um Ihren ganz eigenen Liebeszauber zu schaffen. Es soll Sie dazu anregen, dies in einem schön hergerichteten, sinnlichen und wohlduftenden Ambiente (siehe Kapitel 3) zu tun. Bereiten Sie für diesen besonderen Menschen etwas Köstliches zu essen, und benutzen Sie dafür natürliche Nahrungsmittel, die die Liebe anregen; füttern Sie einander mit exotischen Speisen, und trinken Sie auf Ihr Glück aus zauberhaften Kelchen, die mit den Säften anregender Früchte, Wein und Gewürzen gefüllt sind. Verwenden Sie Ihre ätherischen Öle, entweder in Form eines Hautbalsams oder in einer Duftlampe, wo sie ihre wohlriechende Einladung zu Liebe und Romantik entfalten. Schmerzhafte Erinnerungen an die Vergangenheit und dunkle Schatten auf Ihrer Seele werden durch die Öle verscheucht, so daß Sie sich voll und ganz auf die neuen Ereignisse in Ihrem Leben einlassen können.

In einer gut sortierten Küche finden Sie allerlei aphrodisierende Hilfsmittel, die ganz unschuldig im Gemüsekorb und in der Obstschale ruhen, im Gewürzbord oder Kräuterglas untergebracht sind. Die Natur hat viele ihrer Pflanzen mit Stoffen versehen, die nicht nur für unsere grundsätzliche Ernährung sorgen, sondern auch Liebe in uns anregen können. Naturbelassene Lebensmittel liefern unserem Körper alle wichtigen Nährstoffe. Sie geben uns die Vitalität und Kraft, damit unser Körper funktionieren kann, und dazu gehört auch Energie für Sex. Zu den Gemüsesorten, die für ihre aphrodisierenden Eigenschaften bekannt sind, gehören: Karotten, Gurken, Kresse, Zwiebeln, Trüffel, Spargel, Artischocken, Rettich, Sellerie, Bambussprossen, Kastanien, Tomaten und sogar die ganz einfachen Kohlsorten, Pastinaken und Kartoffeln.

Früchte mit ihrem saftigen Fleisch und sinnlichen Oberflächen sowie ihren fruchtbaren Samen sind schon immer mit Sexualität und Fruchtbarkeit in Verbindung gebracht worden. Eine erotisierende Wirkung sagt man den folgenden nach: Datteln, Feigen, Trauben, Mangos, Granatäpfel, Pfirsiche, Bananen, Dattelpflaumen, Lychees, Erdbeeren, Avokados, Guaven und Passionsfrüchte. In der keltischen wie in der griechischen Mythologie wurden Nüsse mit Weisheit assoziiert, aber auch mit Liebe und Sexualität. Pinienkerne, Pistazien, Haselnüsse, Kokosnüsse, Kastanien, Walnüsse und Mandeln wurden stets wegen ihrer aphrodisierenden Wirkung geschätzt.

Wahrscheinlich aufgrund ihrer wärmenden und stimulierenden Eigenschaften wurden Kräuter und Gewürze von den Puritanern früher gefürchtet und verdammt. Knoblauch zum Beispiel hatte immer den Ruf, die Potenz und sexuelle Vitalität zu steigern. Ganz oben auf der Liste der aphrodisierenden Kräuter und Gewürze, die Ihren Speisen den besonderen Geschmack und Würze verleihen, stehen Zimt, Basilikum, Pfeffer, Kardamon, Nelke, Chili, Ingwer, Rosmarin, Vanille, Safran, Fenchel, Muskatnuß, Minze, Salbei, Thymian und Cayennepfeffer.

Wenn wir an alle diese anregenden Lebensmittel denken, dann sollte die Zeit, die wir in der Küche verbringen, weniger als Arbeit denn als eine sinnliche Erfahrung betrachtet werden. Um sie aber auch wirklich dazu zu machen, sollten Sie die Früchte, Gemüse, Nüsse und Hülsenfrüchte in besonderer Weise arrangieren, so daß deren Variationen an natürlichen Farbtönen und erotischen Formen richtig zur Geltung kommen. Genießen Sie die wunderbar appetitlichen Aromen frischer Kräuter und Gewürze, die dann zur vollen Entfaltung kommen, wenn Sie mit einem Stößel frisch zerrieben werden. Zusätzlich können Sie auch noch die hier vorgeschlagenen Kombinationen ätherischer Öle in Ihre Duftlampe geben, die gut zu den Küchendüften passen. Der süßliche, frische Duft der Bergamotte wirkt appetitanregend bereits während Sie kochen und kann so intensive Gerüche wie von Knoblauch und Zwiebel neutralisieren. Mit dem zweiten Rezept, in dem Rosmarin, Thymian und Lavendel kombiniert werden, können Sie die Luft reinigen und Ihre Küche mit dem Duft eines ländlichen Kräutergartens versehen.

LIEBESSPEISEN

REZEPT 1

Appetitanregend

Bergamotte

Geben Sie in eine Duftlampe das folgende ätherische Öl:

5 Tropfen Bergamotte

REZEPT 2

Gartenduft

Thymian, Rosmarin, Lavendel

Geben Sie in eine Duftlampe die folgenden ätherischen Öle:

2 Tropfen Thymian

3 Tropfen Rosmarin

3 Tropfen Lavendel

DER ROMANTISCH GEDECKTE TISCH

REZEPT 1

Romantik

Bergamotte, Ingwer, Lavendel

Geben Sie die folgenden
ätherischen Öle in eine

Duftlampe:

3 Tropfen Bergamotte

2 Tropfen Ingwer

3 Tropfen Lavendel

REZEPT 2

Verführung

Jasmin, Pfeffer, Orange

Geben Sie die folgenden
ätherischen Öle in eine

Duftlampe:

2 Tropfen Jasmin

3 Tropfen Pfeffer

3 Tropfen Orange

Zwar haben wir schon viel von unserem Wissen um die erotische Natur der Nahrungsmittel verloren, aber immer noch kommen die meisten Liebesverbindungen während eines romantischen Essens zu zweit zustande. Ein sorgfältig vorbereitetes Essen in einer stimmungsvollen Umgebung kann Wunder wirken.

Geben Sie Ihrer Beziehung diesen gewissen Zauber, indem Sie für Ihren Geliebten ein ganz besonderes Essen zubereiten. Schaffen Sie das nötige Ambiente, das zu Ihrer Stimmung und Ihren Wünschen paßt. Wenn es sich dabei um ein sehr romantisches Treffen handelt, dann verwenden Sie für den Tischschmuck sanfte Farbtöne, weil sie zärtliche Gefühle erwecken. Arrangieren Sie in einer Vase Geißblatt, Apfelblüten, Gänseblümchen oder Freesien. Sie können aber auch eine mit Wasser gefüllte Glas- oder Keramikschale in die Mitte des Tisches stellen, in die Sie Apfel- oder Orangenblüten oder Rosenblätter geben, die auf der Wasseroberfläche schwimmen. Zünden Sie blaue oder rosafarbene Kerzen an, um die Liebe anzuregen, und im Hintergrund sollte sanfte Musik spielen. Parfümieren Sie den Raum für dieses romantische Essen mit einigen Tropfen Bergamott-, Ingwer- und Lavendelöl, das Sie in Ihre Duftlampe geben (siehe Rezept 1). Sie erhalten einen anregenden, warmen Duft, der aber gleichzeitig auch beruhigt und entspannt.

Soll Ihr Essen jedoch eher eine reizvolle Einleitung zu einer sich anschließenden Liebesnacht sein, dann umgeben Sie sich mit kräftigen dunkeln Rot- und Burgundertönen, denn alle Schattierungen der Farbe Rot wirken anregend und stimulierend auf sexuelle Gefühle.

Beleuchten Sie den Raum mit Kerzenlicht oder mit einer Lampe, die einen warmen und verführerischen Schein hat. Verteilen Sie Rosenblätter, die sich angenehm weich anfühlen, auf dem Tischtuch, oder stellen Sie eine Vase, die mit roten und beigefarbenen Tulpen gefüllt ist, auf den Tisch. Wählen Sie solche Tulpen, deren Knospen sich gerade erst auf sinnliche Weise zu öffnen beginnen. Lassen Sie im Hintergrund erotische Musik spielen, und zünden Sie eine Duftlampe an, die mit den Ölen aus Rezept 2 gefüllt ist.

Vielleicht möchten Sie ein mehrgängiges Menü vorbereiten, vielleicht aber auch ein Buffet mit vielen köstlichen Kleinigkeiten. Auf jeden Fall sollten Sie Zutaten von der aufgeführten Liste aphrodisierender Nahrungsmittel wählen; ergänzen Sie Ihr Mahl mit Speisen, die Ihr Partner besonders mag. Sie sollten bei der Wahl der Zutaten jedoch immer darauf achten, daß die Farbzusammenstellung appetitlich aussieht, denn ein Teller mit fade aussehenden Speisen wird weder Lust noch Liebe erwecken. Bedenken Sie, daß Rot eine sexuell sehr anregende Farbe ist, Grün hingegen auf das Herz und die Gefühle wirkt. Beginnen Sie mit knusprigen Speisen, und gehen Sie dann zu den weichen und saftigen über. Genießen Sie jeden Bissen.

BEREITEN SIE EINEN SALAT VON EXOTISCHEN FRÜCHTEN, UM EINANDER DAMIT ZU FÜTTERN

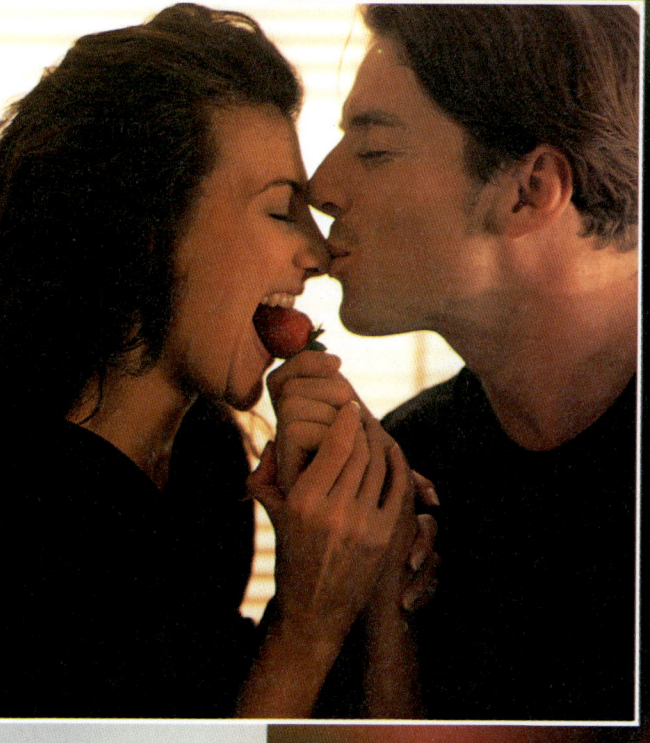

EIN GLAS AUF GLÜCK UND GESUNDHEIT

In wahrscheinlich jedem Kulturkreis der Welt gibt es das Ritual, daß Menschen ihre Gläser erheben und auf Gesundheit und Glück trinken. Sehr häufig spricht jemand dann zu diesen Gelegenheiten einen besonderen Trinkspruch aus und wünscht einer Person oder der ganzen Gruppe Glück. In gewisser Weise wird in diesem Moment, der in einer Gruppe von Freunden stattfindet, eine magische Absicht verfolgt. Auch wenn es sich dabei um eine alltägliche Verhaltensweise handelt, symbolisiert sie doch die gemeinschaftliche Anrufung der positiven Kräfte des Lebens. Wenn wir jemandem Gesundheit und Glück wünschen, wollen wir das Beste für ihn.

Wenn ein Paar die Gläser erhebt und trinkt, dann findet sich auch in dieser Situation ein magisches Moment, denn auch wenn die beiden auf die Gesundheit trinken, rufen sie auch immer den Geist der Liebe an. Wenn sie das Glas erheben und sich in die Augen sehen, sagen sie vielleicht „Auf uns!" Aber in diesem Moment intimen Kontakts bauen sie eine bestimmte Verbindung

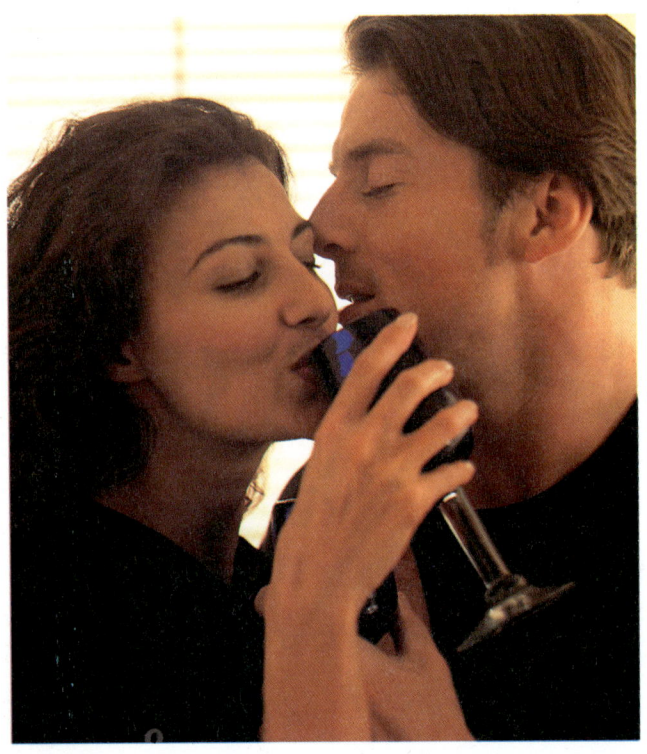

ERHEBEN SIE IHR GLAS, UND TRINKEN SIE AUF DIE LIEBE

zueinander auf oder bekräftigen sie eine schon bestehende.

Machen Sie Ihren Toast auf Liebe, Gesundheit und Glück zu einem besonderen Ritual für Sie beide. Bereiten Sie die Getränke sorgfältig vor, und gießen Sie sie in eine schöne Karaffe, die für diese Gelegenheiten reserviert ist. Eine gute Wahl sind Trinkkelche, da sie mit ihren tiefen Schalen und hohen Stielen an ein erotisches Abbild weiblicher und männlicher Sexualität erinnern.

Viele Menschen, die auf die Liebe anstoßen möchten, wählen dafür Champagner oder einen guten Wein. Wenn Alkohol in kleinen Mengen genossen wird, ist er ein bekanntes Aphrodisiakum; ein Zuviel dagegen dämpft das Verlangen.

Wenn Sie keinen Alkohol wünschen, dann bereiten Sie doch einen Saft aus exotischen Früchten zu. Wählen Sie sich von der Liste aphrodisierender Früchte auf Seite 94 die passenden aus. In der klassischen Mythologie zum Beispiel stand die Feige für männliche Potenz, die rote Traube symbolisierte den Saft des Lebens und sexuelle Ausschweifungen; Aprikosen, Pfirsiche und Birnen verkörperten die weibliche Sinnlichkeit. Entsaften Sie die entsprechenden Früchte, und verrühren Sie sie langsam miteinander. Für eine warme Sommernacht können Sie sie auch zu einem cremigen Milchshake verrühren. Mixen Sie die Früchte mit Milch, zwei Bällchen Vanille-Eis, einigen Tropfen Vanillegeschmack und einer Prise geriebenem Zimt und Muskatnuß. Vanille, Zimt und Muskatnuß werden diesem köstlichen Cocktail eine aphrodisierende Note verleihen.

Zünden Sie eine Duftlampe an, die Ihrem Toast auf Gesundheit, Liebe und Glück noch mehr Nachdruck verleiht. Der Duft von Lavendel sorgt für emotionale Harmonie und stimuliert die natürlichen Ressourcen des Körpers. Limone fördert eine ausgelassene Feierstimmung, während Patchouli einen Hauch wilder Exotik mit sich bringt.

EIN TOAST AUF GESUNDHEIT UND GLÜCK

REZEPT 1

Liebe, Glück und Gesundheit

Lavendel, Limone, Patchouli
Geben Sie die folgenden Öle
in eine Duftlampe:
3 Tropfen Lavendel
2 Tropfen Limone
1 Tropfen Patchouli

ANRUFUNG DER INNEREN GÖTTER

ANRUFUNG DER INNEREN GÖTTER

REZEPTE FÜR DIE GÖTTINNEN

REZEPT 1

Demeter/Weisheit

Weihrauch
Geben Sie 3 Tropfen
Weihrauch auf 5 ml (1 TL)
Jojobaöl, und verteilen Sie es
auf der Stirn.

REZEPT 2

Venus/Liebe

Rose
Geben Sie 3 Tropfen Rose
auf 5 ml (1TL) Jojobaöl, und
verteilen Sie es im
Herzbereich.

REZEPT 3

Aphrodite/Sinnlichkeit/
Sexualität

Ylang Ylang
Geben Sie 3 Tropfen Ylang
Ylang auf 5 ml (1 TL)
Jojobaöl, und verteilen Sie es
über den Bauch.

Die Geschichten der Götter und Göttinnen, Sartyrn, Nymphen und Vegetationsgeister der klassischen Mythologie drücken Liebe und Respekt zur Natur und der üppigen Vegetation der antiken, sonnenüberfluteten Mittelmeerländer aus.

Viele dieser Gottheiten wurden nicht nur mit bestimmten Bäumen, Blüten oder Kräutern assoziiert, sondern auch mit Eigenschaften wie etwa dem Geist der Weisheit, der Liebe oder der Sinnlichkeit. Die Götter und Göttinnen des griechischen und römischen Pantheons können auch als die Archetypen bestimmter Charakteristiken, die für uns alle wichtig sind, verstanden werden.

Wenn Sie den Eindruck haben, daß Sie irgend etwas in Ihrem Leben vermissen, dann versuchen Sie doch einmal den entsprechenden Gott oder die Göttin in spielerischer Weise anzurufen. Diese Zeremonie, vor allem, wenn sie mit den hier empfohlenen ätherischen Ölen unterstützt wird, kann dazu beitragen, daß sich ein Gefühl des Überschwangs in Ihrer Beziehung wiedereinstellt. Aber der

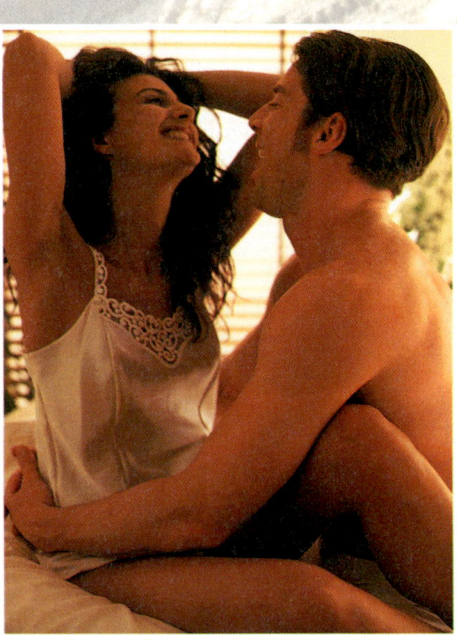

FINDEN SIE ZURÜCK ZUR AUSGELASSENHEIT

eigentliche Zweck ist, daß Sie offener werden für die vielfältigen und unterschiedlichen Aspekte Ihrer eigenen Psyche.

Als Frau wählen Sie Weihrauchöl, um den Geist der Demeter, der Göttin der Weisheit und geistigen Ordnung, zu erwecken; Rose, um Venus, die für das Herz und die Kraft der Liebe steht, und Ylang Ylang, um die Sinnlichkeit und Erotik der Aphrodite zu beschwören. Männer wählen Atlas-Zeder, um in ihnen die Weisheit und Klarheit Apollons zu fördern, Sandelholz für die körperliche Sinnlichkeit und ekstatische Erotik des Dyonisos und Patchouli für die natürliche Sexualität des Pan.

Und so können Sie feststellen, welche der Energien Sie aktivieren möchten: Setzen Sie sich still in einen warmen, friedlichen Raum, der nur von einem Kaminfeuer oder einigen einfachen weißen Kerzen erleuchtet ist. Stellen Sie Potpourrischalen in diesem Zimmer auf, um eine an Wälder und Wiesen erinnernde Stimmung zu schaffen. Atmen Sie tief durch, und entspannen Sie Körper und Geist. Legen Sie nach einiger Zeit beide Hände, wobei die eine über der anderen liegt, für etwa zwei Minuten auf Ihren Unterbauch, und schicken Sie Ihre Atmung und Konzentration in diesen Bereich. Wiederholen Sie diese Vorgehensweise, indem Sie die Hände nacheinander auf den Solarplexus, das Herz und die Stirn legen. Sollte sich eine dieser Stellen kalt anfühlen oder weniger Resonanz zeigen als die anderen Stellen, dann könnten Sie einen Hinweis haben, welche der Gottheiten Sie erwecken sollten. Verteilen Sie das entsprechende Öl auf diese Körperstelle, um die Ausgelassenheit des jeweiligen Gottes wiederzuerlangen.

ANRUFUNG DER INNEREN GÖTTER

Rezepte für die Götter

REZEPT 1

Apollon/Weisheit

Atlas-Zeder

Geben Sie 3 Tropfen Atlas-Zeder auf 5 ml (1 TL) Jojobaöl, und verteilen Sie es auf der Stirn.

REZEPT 2

Dionysos/Ekstase

Sandelholz

Geben Sie drei Tropfen Sandelholz auf 5 ml (1 TL) Jojobaöl, und verteilen Sie es auf dem Solarplexus- und Herzbereich.

REZEPT 3

Pan/Natürliche Sexualität

Patchouli

Geben Sie drei Tropfen Patchouli auf 5 ml (1 TL) Jojobaöl, und verteilen Sie es über den Bauch.

REZEPTE GEGEN LIEBESKUMMER

Wählen Sie von den auf der folgenden Seite aufgeführten Ölen aus der entsprechenden Kategorie zwei oder drei aus.

REZEPT 1

Duftlampe oder Bad

Geben Sie in Ihre Duftlampe oder ins Badewasser:

7 Tropfen einer Ölmischung, die aus bis zu 3 von Ihnen gewählten ätherischen Ölen bestehen kann.

REZEPT 2

Salbung

Geben Sie auf jeweils 20 ml (4 TL) unparfümierter Körperlotion:

6 Tropfen einer Ölmischung, die aus bis zu 3 von Ihnen gewählten ätherischen Ölen bestehen kann.

Genauso wie eine neue Liebe Gefühle von wiedererwachter Hoffung und Glück mit sich bringt, so erregt auch das Ende einer Liebesbeziehung ganz bestimmte Gefühle, nämlich Schmerz, Verletztheit und Traurigkeit.

Es ist sehr wichtig, daß Sie sich Zeit lassen für den Heilungsprozeß, denn nur, wenn man die emotionalen Verwundungen zuläßt und man sich ihnen stellt, kann man sie auch verarbeiten.

Ätherische Öle können in dieser Heilungphase unterstützend eingesetzt werden, denn ihre beruhigenden Eigenschaften und Düfte wirken direkt auf unsere Gefühlsebene und auf das limbische System in unserem Gehirn, das für die Steuerung des Gedächtnisses und der Gefühle zuständig ist. Geben Sie also gut auf sich acht, und nutzen Sie in jeder nur erdenklichen Weise die unterstützenden und pflegenden Öle, die Sie der hier angegebenen Liste entnehmen können. Veranstalten Sie zwei bis drei Tage lang ein Duftfest. Stellen Sie überall in Ihrem Haus Duftlampen auf, vor allem in Ihrem Schlafzimmer, um alte, schmerzhafte Erinnerungen zu verscheuchen. Gönnen Sie sich eine Ganzkörpermassage, denn Sie verdienen es, jetzt verwöhnt zu werden, und geben Sie die hier empfohlenen ätherischen Öle in Ihr Massageöl.

Baden Sie in dem aufsteigenden Aroma der Öle, und geben Sie sich deren beruhigenden und reinigenden Eigenschaften hin. Anschließend verwenden Sie die Öle in einer unparfümierten Körperlotion, mit der Sie sich einreiben, so daß die Wirkstoffe in jede Pore eindringen können. Benutzen Sie sie auch als Parfüm, indem Sie die Essenzen mit einem Basisöl vermengen, das Sie auf Ihre Handgelenke, hinter die Ohren oder auf die Schläfen auftragen, und der Duft wird Sie begleiten, wo immer Sie sind.

Nehmen Sie sich die Zeit, schmerzhafte Gefühle zuzulassen; erst wenn Sie sie vollständig akzeptiert haben, können Sie sie auch aus Ihrem Herzen verbannen. Nehmen Sie eine positive Haltung ein, und sagen Sie sich, daß diese Zeiten vorübergehen werden. In der folgenden Liste finden Sie diejenigen ätherischen Öle, die Sie gegen Liebeskummer benutzen können. Wählen Sie bis zu drei Öle aus der auf Sie zutreffenden Kategorie aus, und mischen Sie sie gemäß den angegebenen Rezepte.

Über unangenehme Themen sprechen: Muskatellersalbei, Ylang Ylang, Geranium, Weihrauch, Lavendel.

Zurückweisung: Wacholderbeeren, Lavendel, Patchouli, Rose, Bergamotte, Geranium, Jasmin.

Eifersucht: Rose, Ylang Ylang.

Untreue: Wacholderbeeren, Sandelholz.

Vertrauensbruch: Wacholderbeeren, Weihrauch, Jasmin.

Sorgen: Rose, Neroli, Atlas-Zeder

Schmerzhafte Gefühle heilen: Rose, Pfeffer, Sandelholz, Ingwer.

REZEPT 3

Massage

Geben Sie auf 25 ml (5 TL) einer Basisölmischung aus Jojola, Süßmandel und Avocado:

14 Tropfen einer Mischung, aus bis zu 3 beliebigen ätherischen Ölen bestehen kann.

DIE ÖLE WERDEN IHNEN DABEI HELFEN, DEN LIEBESKUMMER ZU ÜBERWINDEN

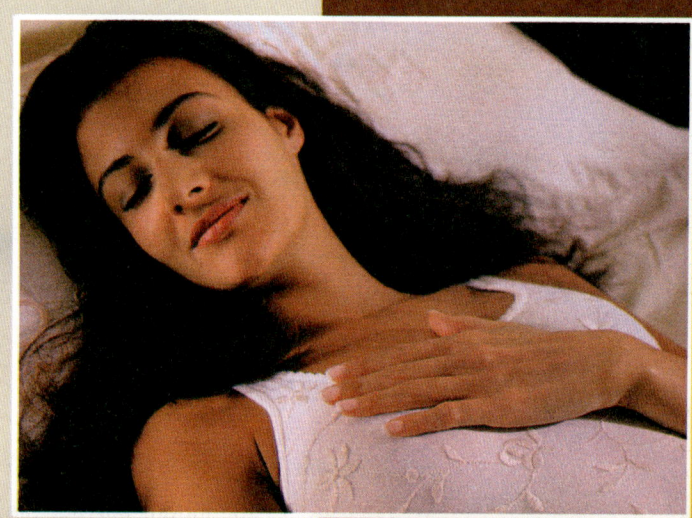

AUFBAU EINER NEUEN LIEBESBEZIEHUNG

REZEPTE ZUR ERMUTIGUNG

REZEPT 1

Atlas-Zeder, Sandelholz,
Basilikum, Geranie
Geben Sie in die Duftlampe
oder ins Badewasser:
5 Tropfen einer Mischung aus
obengenannten ätherischen
Ölen

REZEPT 2

Salbung
Atlas-Zeder, Sandelholz,
Basilikum, Ingwer
Geben Sie auf 20 ml (4 TL)
Jojobaöl:
6 Tropfen einer Mischung aus
obengenannten ätherischen
Ölen

Bevor Sie soweit sind, daß Sie eine neue Liebesbeziehung eingehen können, müssen Sie sich vielleicht erst wieder den nötigen Mut machen. Zu diesem Zweck salben oder baden Sie sich mit einem oder zwei der folgenden Öle, die Sie übrigens auch in Ihrer Duftlampe verwenden können: Atlas-Zeder, Sandelholz, Basilikum oder Ingwer (siehe Rezept 1 und 2). Wann immer Sie soweit sind, können Sie die ätherischen Öle dann dazu benutzen, wieder eine glückliche Beziehung aufzubauen.

Mit der folgenden Phantasieübung und mit der Kraft Ihrer ätherischen Öle können Sie herausfinden, welche Art Mensch Sie eigentlich suchen, denn Sie werden dazu aufgefordert, sich über Ihr persönliches Idealbild einer Frau oder eines Mannes klarzuwerden. Zunächst allerdings sollten Sie sich eine verführerische Atmosphäre schaffen, in der es Ihnen leichtfällt sich vorzustellen, wonach genau Sie in einer Beziehung suchen. Stellen Sie angezündete blaue Kerzen in jede Ecke Ihres Badezimmers, und entspannen Sie sich in einem heißen

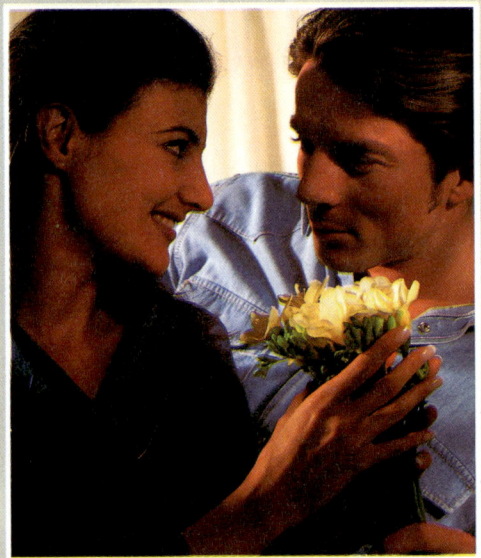

AROMATISCHE ÖLE KÖNNEN IHNEN HELFEN, WIEDER OFFEN FÜR DIE LIEBE ZU WERDEN

CHARAKTERÖLE:

BASILIKUM: *stark, bestimmt*

BERGAMOTTE: *zufrieden und hingebungsvoll*

PFEFFER: *warm und liebevoll*

ATLAS-ZEDER: *ruhig und zielstrebig*

MUSKATELLERSALBEI: *wild und leidenschaftlich*

GERANIUM: *tatkräftig und ausgeglichen*

INGWER: *leidenschaftlich motiviert*

JASMIN: *erfolgreich, selbstsicher*

LAVENDEL: *ausgeglichen, sorgend*

LIMONE: *ausgelassen und charmant*

NEROLI: *entspannt und phantasievoll*

ORANGE: *lustig und jugendlich*

PATCHOULI: *bodenständig und treu*

ROSE: *zärtlich und rechtschaffen*

SANDELHOLZ: *intellektuell und sinnlich*

YLANG YLANG: *romantisch und gutmütig*

dampfenden Bad, oder meditieren Sie vor den Flammen eines offenen Feuers. Zünden Sie eine Duftlampe an, in die Sie vorher Rose und Atlas-Zeder gegeben haben. Der herrliche Duft dieser Öle wird Ihr Herz öffnen und Ihrem Geist helfen, sich zu konzentrieren (siehe das Rezept für die Phantasieübung). Entspannen Sie sich, und atmen Sie tief durch, damit Sie Ihr inneres Gleichgewicht wiederfinden. Lassen Sie in Ihren Gedanken jetzt langsam das Bild eines Menschen aufkommen, den Sie verehren. Was sind ihre oder seine Haupteigenschaften? Sagen Sie sich, daß Sie es wert sind, diese Qualitäten zu erwarten, und daß Sie ein dauerhaftes Glück verdienen. Wenn Sie denken, daß Sie sich ein gutes Bild von Ihrem idealen Partner gemacht haben, schreiben Sie sich die gewünschten Eigenschaften auf ein Stück Papier.

Gehen Sie jetzt durch die angegebene Liste der Charaktereigenschaften und der dazugehörigen Öle. Vermischen Sie diejenigen Öle, die Ihnen am zutreffendsten erscheinen, mit Jojobaöl (siehe Rezepte für Charakteröle). Benutzen Sie diese Mischung jeden Tag, denken Sie auch daran, sich Ihren Wunschpartner immer wieder vorzustellen, wenn Sie Ihren Körper damit eincremen. Wenn Sie Ihre neue Liebe erst einmal getroffen haben, wird dieser Duft sie an sich binden.

REZEPT FÜR PHANTASIE-ÜBUNGEN

Atlas-Zeder, Rose

Geben Sie in eine Duftlampe:

4 Tropfen Atlas-Zeder

3 Tropfen Rose

REZEPT FÜR DEN WUNSCHPARTNER

Siehe Liste der Charakteröle auf dieser Seite

Geben Sie auf 20 ml (4 TL) Jojobaöl:

6 Tropfen einer Kombination, bestehend aus 2 bis 3 Charakterölen. Die Intensität dieser Kombination hängt ab von den gewünschten Eigenschaften.

HEILUNG SEXUELLER SPANNUNGEN
Männer

BEI SEXUELLEN SPANNUNGEN

Rezepte für Männer

REZEPT 1

Sexuelle Ängste

Muskatellersalbei, Jasmin,
Patchouli

Geben Sie in eine

Duftlampe:

4 Tropfen Jasmin

1 Tropfen Muskatellersalbei

1 Tropfen Patchouli

Für die Massage:

Geben Sie auf 25 ml (5 TL)

einer Basisölmischung aus

obengenannten Zutaten:

7 Tropfen Jasmin

3 Tropfen Patchouli

3 Tropfen Muskatellersalbei

REZEPT 2

Sexuelle Störungen

Jasmin, Sandelholz

Geben Sie in eine

Duftlampe:

3 Tropfen Jasmin

2 Tropfen Sandelholz

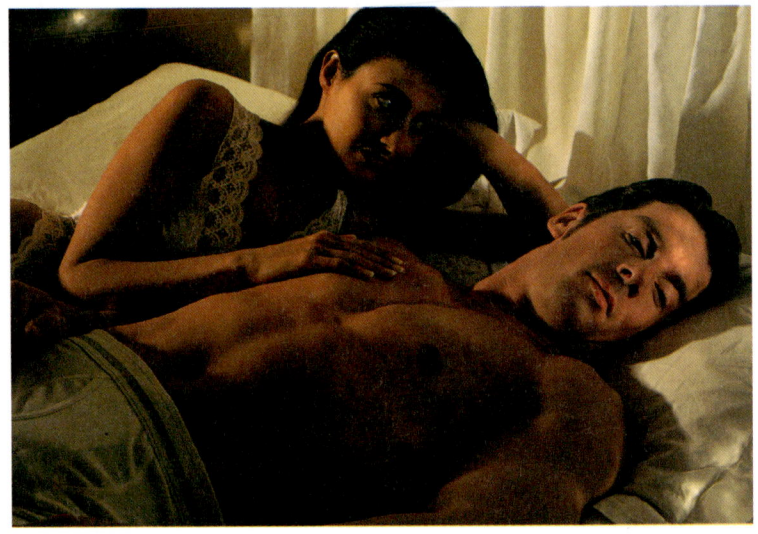

ÄTHERISCHE ÖLE HELFEN, SEINE SEXUELLEN SPANNUNGEN ABZUBAUEN

Ätherische Öle können dazu beitragen, sexuelle Probleme und Ängste, die einer erfüllten, intimen Beziehung im Wege stehen, zu lösen. Bestimmte Düfte stimulieren unseren Körper, beruhigen unseren Geist, öffnen unser Herz und regen unsere Gefühle an. Sie können Ihnen helfen, bestimmte Gedanken loszulassen, so daß Sie sich ganz der sinnlichen Erfahrung des gegenwärtigen Moments hingeben können.

Jeder hat Zeiten, in denen sein Liebesleben flau ist. Das kann von Streß herrühren. Anhaltender Streß, ob im Berufs- oder im Privatleben, kann ernsthafte Auswirkungen auf Ihr Interesse an Sex haben, weil er dazu führt, daß man sich von körperlichen wie gefühlsmäßigen Kontakten völlig zurückzieht. Wenn Sie denken, daß Sie in Ihren Sorgen gefangen sind, dann erscheint es tatsächlich unmöglich, sich den Freuden körperlicher Liebe hinzugeben.

Wenn Sie Ärger mit Ihrem Partner haben und ein bestimmtes Problem noch nicht gelöst ist, werden Sie es unmöglich finden, plötzlich wieder auf liebevolle Gefühle umzustellen. In dieser Situation können Ihnen Verständnis und Unterstützung Ihres Partners helfen, Ihre Anspannungen zu lösen. Die aromatischen Öle können Ihnen dabei helfen, und wenn Sie sich mit deren Eigenschaften vertraut machen (siehe Kapitel 1), werden Sie bald über die aphrodisierenden gefühlsanregenden Fähigkeiten Bescheid wissen. Versuchen Sie genau herauszufinden, was Sie beunruhigt und wie Ihre Bedürfnisse aussehen, damit Sie die passenden Öle auswählen, die entweder Ihre Sinnlichkeit anregen, Ihre Psyche beruhigen oder Ihre Stimmung verbessern, oder Öle, die einen Ausgleich zwischen diesen drei Aspekten herstellen.

Wenn sie ein Mann sind und vorhaben, das erstemal mit einer neuen Partnerin zu schlafen, oder wenn Sie längere Zeit keinen Sex mehr hatten, kann es sein, daß Sie diesem Ereignis mit etwas Sorge entgegensehen. Lassen Sie sich Zeit, bis Sie mit der neuen Partnerin vertrauter geworden sind. Wenn die Möglichkeit besteht, stellen Sie eine Duftlampe in Ihr Schlafzimmer – Ihre Partnerin wird den Duft sicherlich mögen (Rezept 1). Sollten Ihre Schwierigkeiten länger anhalten, dann bitten Sie Ihre Partnerin, Sie regelmäßig mit ätherischen Ölen zu massieren (siehe Rezept 2). Es kann sein, daß Sie aufgrund Ihrer sexuellen Probleme professionelle Hilfe in Anspruch nehmen müssen. Eine aromatische Massage wird Ihnen aber auf jeden Fall dabei helfen, sich zu entspannen.

Für die Massage:
Geben Sie auf 25 ml (5 TL) Basisöl, bestehend aus Mandel- und Traubenkernöl:
6 Tropfen Jasmin
5 Tropfen Sandelholz

REZEPT 3
Anregung der Libido
Pfeffer, Ingwer, Sandelholz
Geben Sie in eine Duftlampe:
2 Tropfen Pfeffer
3 Tropfen Ingwer
2 Tropfen Sandelholz

Für die Massage:
Geben Sie auf auf obengenannte Ölmischung:
3 Tropfen Ingwer
3 Tropfen Pfeffer
6 Tropfen Sandelholz

HEILUNG SEXUELLER SPANNUNGEN

Frauen

HEILUNG SEXUELLER SPANNUNGEN

REZEPT 1

Sexuelle Ängste

Jasmin, Sandelholz, Neroli

Geben Sie in eine

Duftlampe:

2 Tropfen Jasmin

2 Tropfen Sandelholz

3 Tropfen Neroli

Für die Massage:

Geben Sie auf 20 ml (4 TL)

Basisöl, bestehend aus

Mandel- und Traubenkernöl:

3 Tropfen Jasmin

4 Tropfen Sandelholz

4 Tropfen Neroli

REZEPT 2

Sexuelle Störungen

Rose, Ylang Ylang

Geben Sie in eine

Duftlampe:

4 Tropfen Rose

3 Tropfen Ylang Ylang

Aromatische Öle zeigen eine ähnlich gute Wirkung, wenn es darum geht, Frauen zu helfen, ihre Sexualität entspannt zu genießen. Wenn Sie nervös sind, vielleicht weil Sie gerade erst eine neue Liebesbeziehung begonnen haben oder lange keinen Sex mehr hatten, dann umgeben Sie sich mit heilenden Aromen, die dazu beitragen können, daß Ihre Ängste verschwinden. Geben Sie Jasmin, Sandelholz und Neroli in eine Duftlampe in Ihrem Schlafzimmer, atmen Sie tief durch, so daß Sie den Duft dieser wunderbaren und exotisch-sinnlichen Mischung in sich aufnehmen. Jasmin und Sandelholz tragen dazu bei, daß Sie Ihr Körperbewußtsein zurückerlangen und Sie nicht mehr nur in Ihren Gedanken gefangen sind. Neroli ergänzt diese Mischung; in Phasen von sexuellen Ängsten ist es genau das richtige Öl, denn es hat sowohl entspannende als auch aphrodisierende Eigenschaften.

Wenn Sie den Eindruck haben, unter ernsthaften sexuellen Störungen zu leiden, dann suchen Sie einen Arzt oder Therapeuten auf, denn es könnte eine medizinische Ursache dafür geben. Vielleicht lassen sich diese Störungen auf schmerzhafte Erfahrungen oder andere emotionale Probleme zurückführen, die Sie nur mit Hilfe eines erfahrenen Sexualtherapeuten beheben können. Benutzen Sie gleichzeitig aber auch Rosen- und Ylang Ylang-Öl, die alte emotionale Wunden heilen helfen und Ihre natürliche Sinnlichkeit wiedererwecken.

Das Eincremen und die Berührung damit werden Ihre Haut pflegen. Bitten Sie eine Freundin oder Ihren Partner, Sie mit diesem Öl zu massieren, und genießen Sie es, mal richtig verwöhnt zu werden (Rezept 1). Rosenessenz gibt Ihnen das Gefühl, betörend,

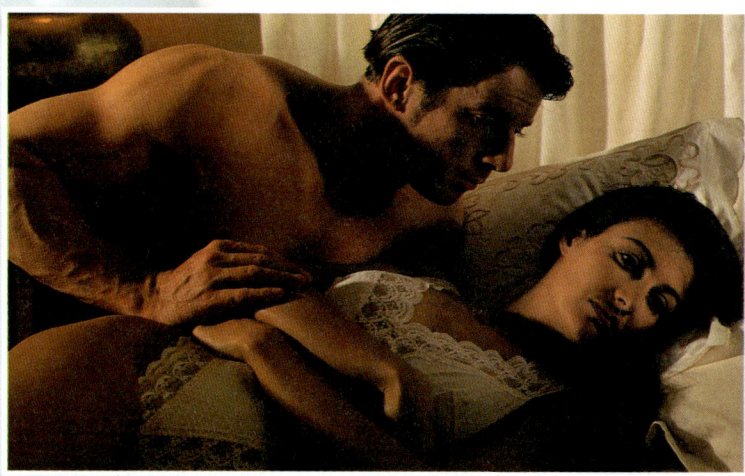

BAUEN SIE MIT HILFE DER ÖLE STRESS AB

verführerisch und wunderbar weiblich zu sein. Die Blume der Venus beruhigt Ihr Herz, so daß Sie zärtliche und liebevolle Gefühle wieder zulassen können. Wenn Sie unter Nervosität leiden, wird Rose Sie entspannen und positive Gedanken in Ihnen anregen. Kombinieren Sie Rose mit Ylang Ylang, denn auch dieses Öl bereitet Ihren Geist und Körper auf die Liebe vor. Schuldgefühle und Sorgen, die den Fluß Ihrer sexuellen Energie stören, werden abgebaut.

Vielleicht sind Sie aber auch einfach nur müde und abgeschlafft, oder der tägliche Streß braucht Ihre ganze Energie, so daß Sie am Sex jedes Interesse verloren haben. Wählen Sie dann ein Öl, das Sie wieder in Schwung bringt (Rezept 2). Pfeffer und Ingwer sind dafür gut geeignet, denn sie geben Ihrem Leben wieder mehr Würze. Fügen Sie dann noch etwas Neroli hinzu, um ein wirklich verführerisches und sinnliches Gefühl zu erhalten. Geben Sie diese Mischung in eine Duftlampe, oder bitten Sie jemanden, Sie damit zu massieren.

Für die Massage:
Geben Sie auf 20 ml (4 TL)
des obengenannten Basisöls:
5 Tropfen Rose
4 Tropfen Ylang Ylang

REZEPT 3
Steigerung der Libido
Pfeffer, Ingwer, Neroli
Geben Sie in eine
Duftlampe:
2 Tropfen Pfeffer
2 Tropfen Ingwer
3 Tropfen Neroli

Für die Massage:
Geben Sie auf 20 ml (4 TL)
des obengenannten Basisöls:
4 Tropfen Pfeffer
3 Tropfen Ingwer
4 Tropfen Neroli

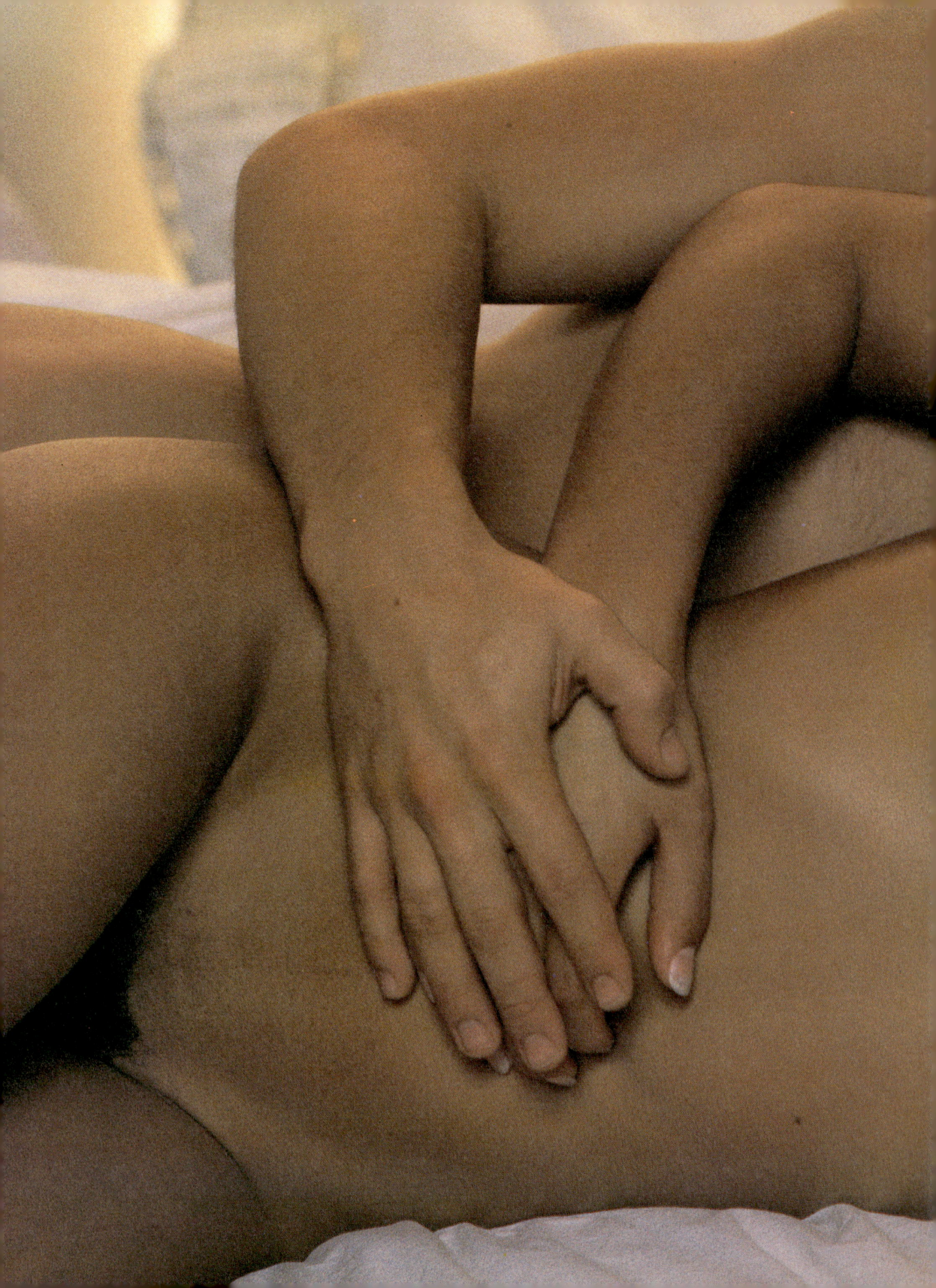

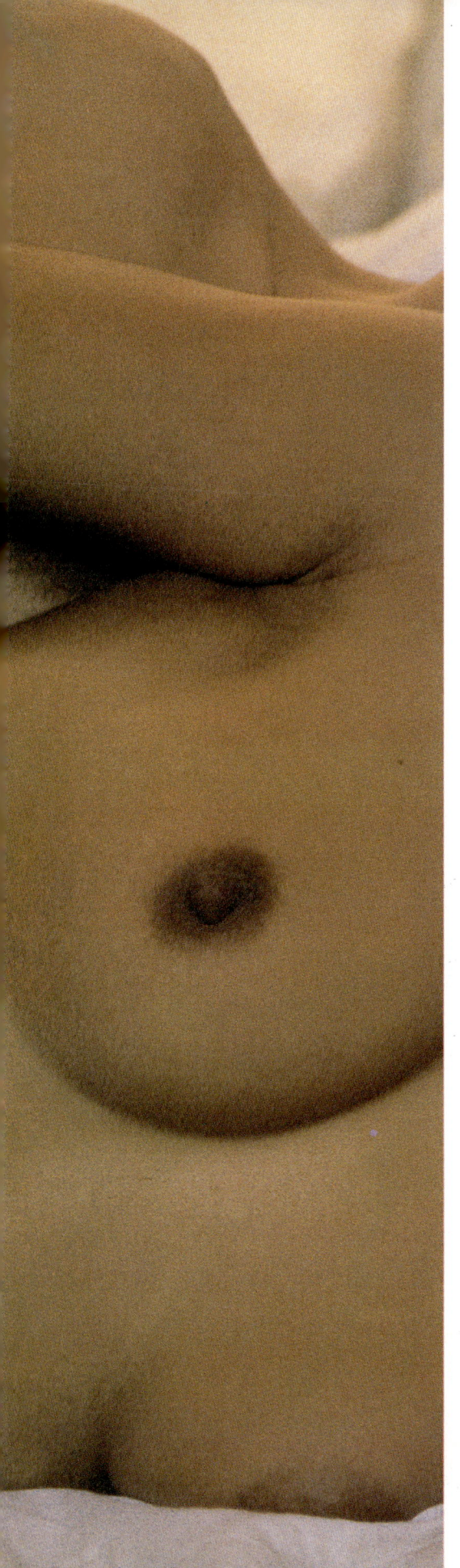

Sich lieben

Eine ganzheitlich verstandene Sexualität schließt Körper, Seele und Geist gleichermaßen ein und macht keine Unterschiede zwischen ihnen. Es wird als eine Einladung an die beiden betreffenden Menschen verstanden, sich körperlich, emotional und geistig in den sexuellen Akt einzubringen. Voraussetzung dafür ist, daß man ein großes Maß an Ehrlichkeit, Vertrauen und Intimität zunächst in sich selbst findet und dies dann mit seinem Partner teilt. Wenn Sie und Ihr Partner sich dazu entschlossen haben, diesen Weg gemeinsam zu gehen, dann kann das Miteinanderschlafen zu einer Kunstform und einem Ritual auf höchster Ebene werden. Die sinnliche Aromatherapie kann dazu beitragen, diese gemeinsame Erfahrung noch zu verschönen. Durch ihre natürlichen Eigenschaften können Duftöle, die Sie entweder nach Ihrem persönlichen Geschmack oder gemäß unseren Rezepten zusammengestellt haben, die von Ihnen vorbereitete sinnliche Atmosphäre bereichern. Einige der Öle werden Ihr Vertrauen wachsen lassen und heilen die Schmerzen und Wunden der Vergangenheit, die Sie davon abhielten, sich neu zu verlieben. Andere Aromen regen die Gefühle und die Stimmung an und geben dem Moment eine bestimmte Ausgelassenheit und Freude. Wählen Sie die entsprechenden Öle aus, die Ihnen bei sexuellen Schwierigkeiten helfen können oder die durch eine aphrodisierende Wirkung Ihre sexuelle Reaktion steigern.

DAS ERWECKEN DER SINNE

DAS ERWECKEN DER SINNE

REZEPT 1

Intensivierung

Basilikum, Weihrauch,
Lavendel

Geben Sie in eine

Duftlampe:

1 Tropfen Basilikum

2 Tropfen Weihrauch

3 Tropfen Lavendel

REZEPT 2

Konzentration

Atlas-Zeder, Pfeffer,
Bergamotte

Geben Sie in eine

Duftlampe:

4 Tropfen Zeder

5 Tropfen Pfeffer

6 Tropfen Bergamotte

Sehen, Hören, Riechen, Schmecken und Fühlen sind unsere fünf Sinne, durch die wir die Welt erfahren. Wenn unsere Sinne angeregt werden, fühlen wir, wie das Leben in uns pulsiert und daß unser tiefstes Innere eine Verbindung zur Außenwelt hat. Jeder Aspekt unserer mentalen, emotionalen und spirituellen Anlagen wird durch die Sinne berührt und beeinflußt.

Zwar benutzen wir unsere Sinne im täglichen Leben ständig, leider jedoch nutzen wir deren eigentlichen Möglichkeiten nicht voll. Streß und Sorgen benebeln unsere Sinne, und sie werden auf eine reine Funktionsebene reduziert. Wir sind aber gefühlsmäßige

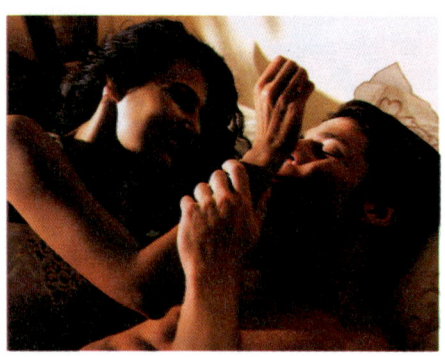

ATMEN SIE DIE ÖLMISCHUNG EIN, DIE SIE AUF IHR HANDGELENK GEGEBEN HAT

Wesen, wir haben die bedeutende Fähigkeit, durch unseren Körper Erfahrungen von Lust und Unlust zu machen. Wenn man sich die Zeit nimmt, die Sinne zu er- wecken, dann wird auch die allgemeine Lust am Leben gesteigert. Liebe ist eine der Energiequellen, durch die wir unsere Sinne und Wahrnehmungen verschärfen und intensivieren können. Wenn wir frisch verliebt sind, erscheinen uns Farben strahlender und Gerüche intensiver, Klänge schwingen geradezu in uns nach, bestimmte Speisen schmecken uns noch besser, und Berührungen werden als noch angenehmer empfunden.

Erhalten Sie sich diese gesteigerten Sinneseindrücke mit Hilfe Ihrer ätherischen Öle, und machen Sie zusammen mit Ihrem Partner eine Wahrnehmungsübung. Um die Sinne zu schärfen, können Sie eine der hier vorgeschlagenen Ölmischungen verwenden.

Wechseln Sie sich bei der Übung ab. Wenn Sie der passive Teil sind, setzen Sie sich still hin, und versuchen Sie zunächst alle störenden Gedanken und Sorgen aus Ihrem Kopf zu verbannen. Erleben Sie dann, wie Ihr Partner alle Ihre Sinne überrascht und stimuliert. Wenn er Ihnen eine Blume reicht, lassen Sie sich Zeit, deren Schönheit der Form und Farbe wirklich wahrzunehmen. Berühren Sie dann jedes Blütenblatt, und fühlen Sie die seidige Oberfläche. Wenn er Musik für Sie macht, versuchen Sie jede Nuance des Klangs wahrzunehmen. Er kann anschließend ihre Geschmacksnerven stimulieren, indem er nacheinander kleine Stücke bestimmter Nahrungsmittel in Ihren Mund steckt. Schließen Sie Ihre Augen, und konzentrieren Sie sich nur auf Geschmack und Beschaffenheit der Speisen. Anschließend wird er Ihre Aufmerksamkeit vielleicht auf Ihren Tastsinn lenken. Entweder fährt er mit seinen Fingerspitzen sanft über Ihre Haut, oder er benutzt weiche Stoffe, wie etwa Seide oder Chiffon, mit denen er vorsichtig über Ihr Gesicht streicht. Geben Sie sich jeder Wahrnehmung vollkommen hin.

FLÜSTERN SIE IHR ZÄRTLICHE WORTE INS OHR

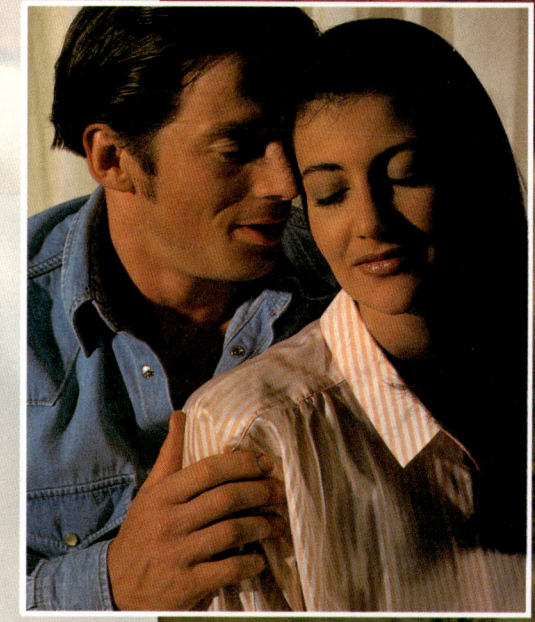

LIEBES-
MEDITATION

GEMEINSAMES
MEDITIEREN

REZEPT 1

Meditation

Weihrauch, Sandelholz

Geben Sie in eine

Duftlampe:

4 Tropfen Weihrauch

3 Tropfen Sandelholz

REZEPT 2

Liebe und Hingabe

Rose, Atlas-Zeder,

Muskatellersalbei

Geben Sie in eine

Duftlampe:

2 Tropfen Rose

2 Tropfen Atlas-Zeder

2 Tropfen Muskatellersalbei

Eine Meditation zusammen mit Ihrem Partner kann das Gefühl von Frieden und Harmonie in Ihrer Beziehung fördern und hilft Ihnen beiden, sich der grundlegenden Energie der Liebe zu öffnen. Wenn Sie regelmäßig meditieren, selbst wenn es nur für eine kurze Zeit jeden Tag ist, werden Sie feststellen, daß es Sie in Zeiten von Ärger und Streß beruhigt.

Die Meditation sollte in einer Umgebung stattfinden, in der es Ihnen leichtfällt, stillzusitzen und sich auf Ihre Atmung zu konzentrieren. Suchen Sie sich einen ruhigen Ort in Ihrer Wohnung, zünden Sie Kerzen an, und umgeben Sie sich mit dem Duft von Weihrauch und Sandelholz. Diese beiden Düfte werden Sie in die rechte Stimmung für Meditation und Versenkung bringen, und Ihre Herzen werden sich ohne jede Einschränkung öffnen. Außerdem sind dies diejenigen Öle, die an allen Kultstätten überall auf der Welt zur Verehrung benutzt werden. Weihrauch erhöht den Geist, und Sandelholz regt die Sinneswahrnehmungen an. Beide werden Ihnen dabei helfen, Körper, Geist und Seele ganz auf das Hier und Jetzt einzustellen. Geben Sie diese Öle in eine Duftlampe, so daß sie ihr holziges und inspirierendes Aroma im Raum verbreiten können.

Eine der Haupttechniken der Meditation besteht darin, sich auf seine Atmung zu konzentrieren, denn das Atmen ist die Lebensäußerung schlechthin, die Verbindung zwischen unserer inneren und äußeren Welt und die Quelle unserer Vitalität. Wenn unsere Atmung entspannt und tief ist, durchströmt sie alle unsere Zellen, beruhigt unseren Geist und erweitert unser Bewußtsein. Weihrauch kann dabei helfen, für eine tiefe, offene Atmung zu sorgen, bei der sich die Lungen weit aufblähen und wir uns lebendiger, gleichzeitig aber auch beruhigter fühlen.

Setzen Sie sich zusammen in einen Raum, in dem Sie einige Kerzen angezündet haben. Planen Sie zwischen 15 und 40 Minuten dafür ein. Schließen Sie die Augen, und beginnen Sie sich auf Ihre Atmung zu konzentrieren. Versuchen Sie nicht, sie zu verändern, sondern beobachten Sie nur, wie die Luft ein- und ausströmt. Sobald Sie merken, daß Ihre Gedanken Sie ablenken, kehren Sie sofort wieder zur Beobachtung Ihres Atems zurück. Diese Bewußtmachung des eigenen Atmens führt Sie von einer Ruhelosigkeit hin zu einer größeren inneren Ruhe. Sie können dazu ein bestimmtes Ritual, das der

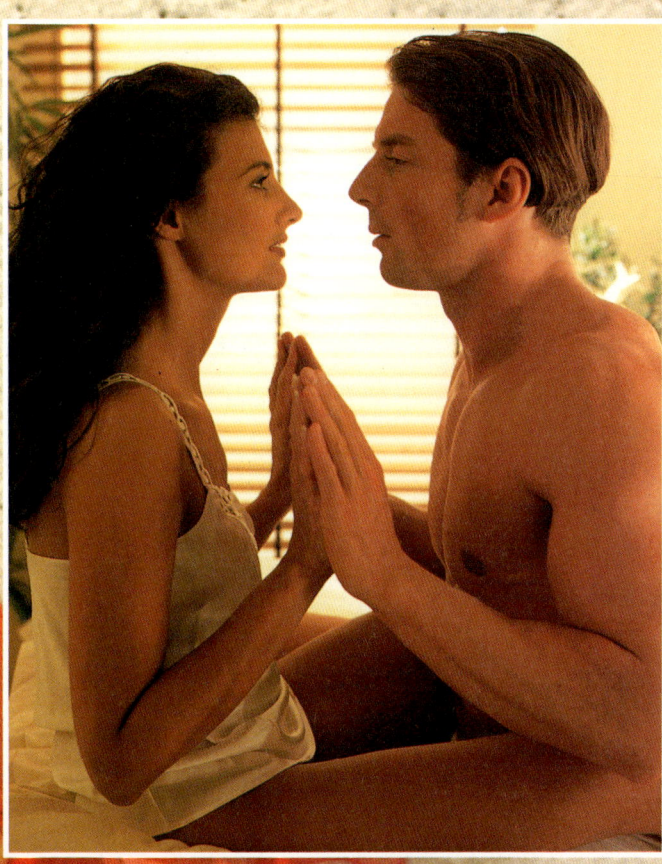

Energie der Liebe gewidmet ist, durchführen. Geben Sie Rose, Atlas-Zeder und Maskatellersalbei in Ihre Duftlampe, denn diese Düfte in Kombination werden die Gefühle von Liebe und Hingabe steigern. Setzen Sie sich einander gegenüber, und berühren Sie die Hände Ihres Partners. Versuchen Sie sich vollständig in diese Verbindung einzubringen.

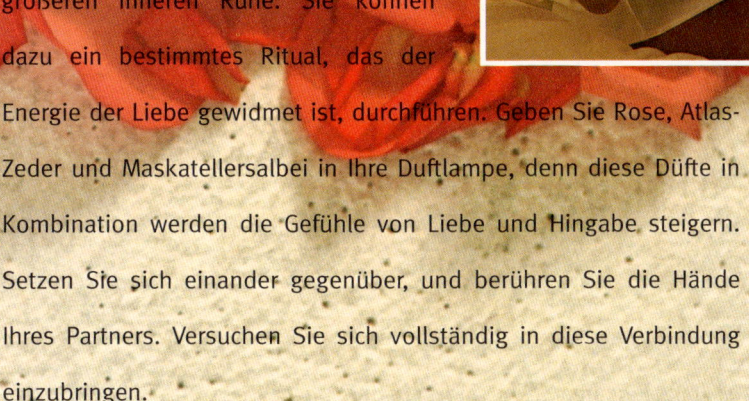

SCHAFFEN SIE EINEN LIEBESKREISLAUF, INDEM SIE IHRE ATMUNG MITEINANDER IN EINKLANG BRINGEN

FEIER DES KÖRPERS

Unser Körper kann eine Quelle großer Freude sein, aber manchmal tragen wir Ängste und Hemmungen mit uns herum, die uns daran hindern, daß wir unser eigentliches Potential an Ekstase wirklich ausschöpfen. Diese Verspannungen können in den Muskeln unseres Körpers spürbar sein, manchmal jedoch sind sie tief in unserer Seele vergraben. Wenn wir unseren Körper bewegen und ihn sich frei ausdrücken lassen, können wir gegen diese Verspannungen, die unsere ausgelassenen und spontanen Seiten einschränken, wirken. Rhythmus und Klang erwecken die Sinnlichkeit des Körpers, Gefühle der Liebe und des spirituellen Erwachens. All diese Gefühle können sich in Bewegungen des Körpers manifestieren: im Stampfen der Füße und Kreisen des Beckens, wenn der Körper sich mit erhobenen Armen wiegt und das Herz aufgewühlt ist, oder in den fast unbemerkbaren Bewegungen, die wie ein leichter Hauch durch den Körper gehen, wenn der Geist völlig entspannt und die Seele in Hochstimmung ist. Feiern Sie Ihren Körper und dessen Vitalität zusammen mit Ihrem Partner. Suchen Sie solche Öle aus, die Sie dazu ermutigen, jeden Aspekt Ihrer vielfältigen Natur in Bewegungen umzusetzen. Wählen Sie die entsprechende Musik sorgfältig, so daß Sie sich einerseits ganz den Empfindungen Ihres Körpers hingeben und andererseits Ihre Gefühle ausdrücken können, und Sie gemeinsam Ihre Liebe füreinander tänzerisch darstellen. Sorgen Sie dafür, daß Sie in Ihrem wohlriechenden Zimmer genügend Platz haben und in Ihren Bewegungen nicht eingeschränkt werden. Tanzen Sie ungehemmt und ungezwungen, je nach Stimmung für sich allein oder zusammen mit Ihrem Partner. Finden Sie Ihre eigenen Ausdrucksformen, und versuchen Sie dann, sie den Bewegungen Ihres Partners anzupassen, so daß Ihr Tanz zu einem harmonischen Ganzen wird.

Wenn Sie in Ihrem Tanz Ungezwungenheit ausdrücken möchten, dann bewegen Sie sich so frei wie eine Naturgewalt. Geben Sie sich ganz den Bewegungen Ihres Körpers hin, stampfen Sie mit Ihren Füßen, und lassen Sie ihr Becken kreisen. Tanzen Sie zu dem Rhythmus der Musik und der Düfte von Patchouli, Pfeffer und Orange, und lassen Sie Ihre Leidenschaft beflügeln von diesen erdverbundenen, warmen Energien.

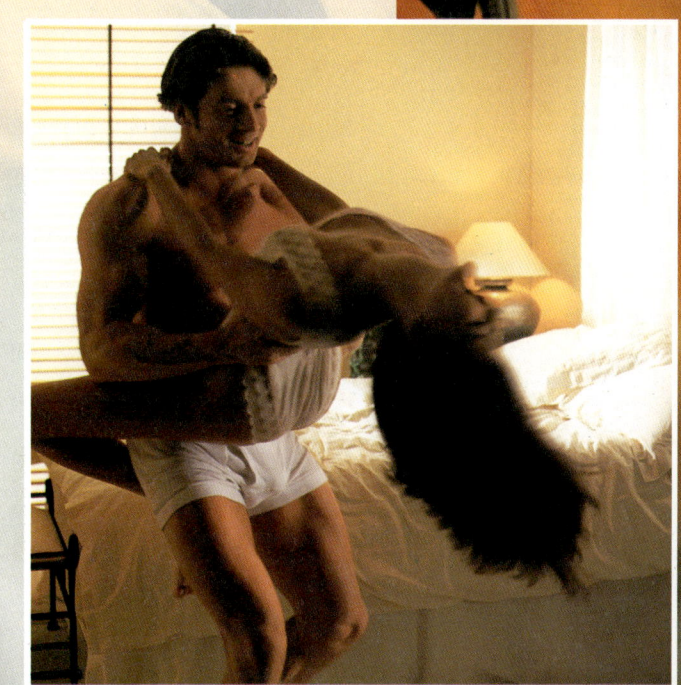

Zu einer anderen Gelegenheit möchten Sie vielleicht die eher sinnlichen und sanfteren Seiten Ihrer Natur ausdrücken. Wählen Sie dann auch eine sanf-

GEBEN SIE SICH DEM TANZ UND DEN EROTISCHEN DÜFTEN HIN

tere und melodischere Musik dafür aus. Atmen Sie tief durch, und versuchen Sie, Ihre Bewegungen mit denen Ihres Partners in Einklang zu bringen. Um Ihre Gefühle noch zu steigern, geben Sie etwas von der Mischung aus Rezept 2 in eine Duftlampe.

DIE LIEBE ZELEBRIEREN

Bestimmte Tage des Jahres sind für ein Paar von besonderer Wichtigkeit. Das kann ein Geburtstag, der Valentinstag oder der Tag, an dem Sie sich kennengelernt oder geheiratet haben, sein. Feiern Sie diese Tage gebührend. Wenn Sie die Zeit und Mühe auf sich nehmen, um etwas Besonderes zu organisieren, dann zeigen Sie Ihrem Partner, daß Sie Ihre Beziehung nicht für selbstverständlich halten.

Wenn Sie an diesem Tag arbeiten mußten oder nicht das Haus verlassen konnten, dann nehmen Sie zusammen ein Bad bei Kerzenlicht, und lassen Sie die Duftöle jede Pore Ihrer Haut durchdringen. Tauchen Sie Ihr Zuhause in einen romantischen Duft. Das hier angegebene Rezept 1 für die Duftlampe steigert die Gefühle von Liebe und Hingabe. Muskatellersalbei bringt eine tiefe Entspannung und hilft Ihnen dabei, jeden euphorischen Moment bewußt zu genießen. Rose steigert das Gefühl der Liebe. Geranium wirkt auf die Sinnlichkeit und schafft Vertrauen und Stärke. Wenn Sie in einer ausgelassenen Stimmung sind und Lust auf Sex haben, dann wählen Sie Rezept 2, das ganz allgemein den Spaß fördert. Der Duft der Orange hilft Ihnen, sich jung, sorglos und voller Lebensfreude zu fühlen, während Patchouli anregend auf Ihre natürliche Sexualität wirkt. Weihrauch schärft alle Ihre Sinne, so daß Sie jede Stimulation in vollen Zügen genießen können.

TRAGEN SIE SIE AUF DEN ARMEN IN

DAS DUFTENDE SCHLAFZIMMER

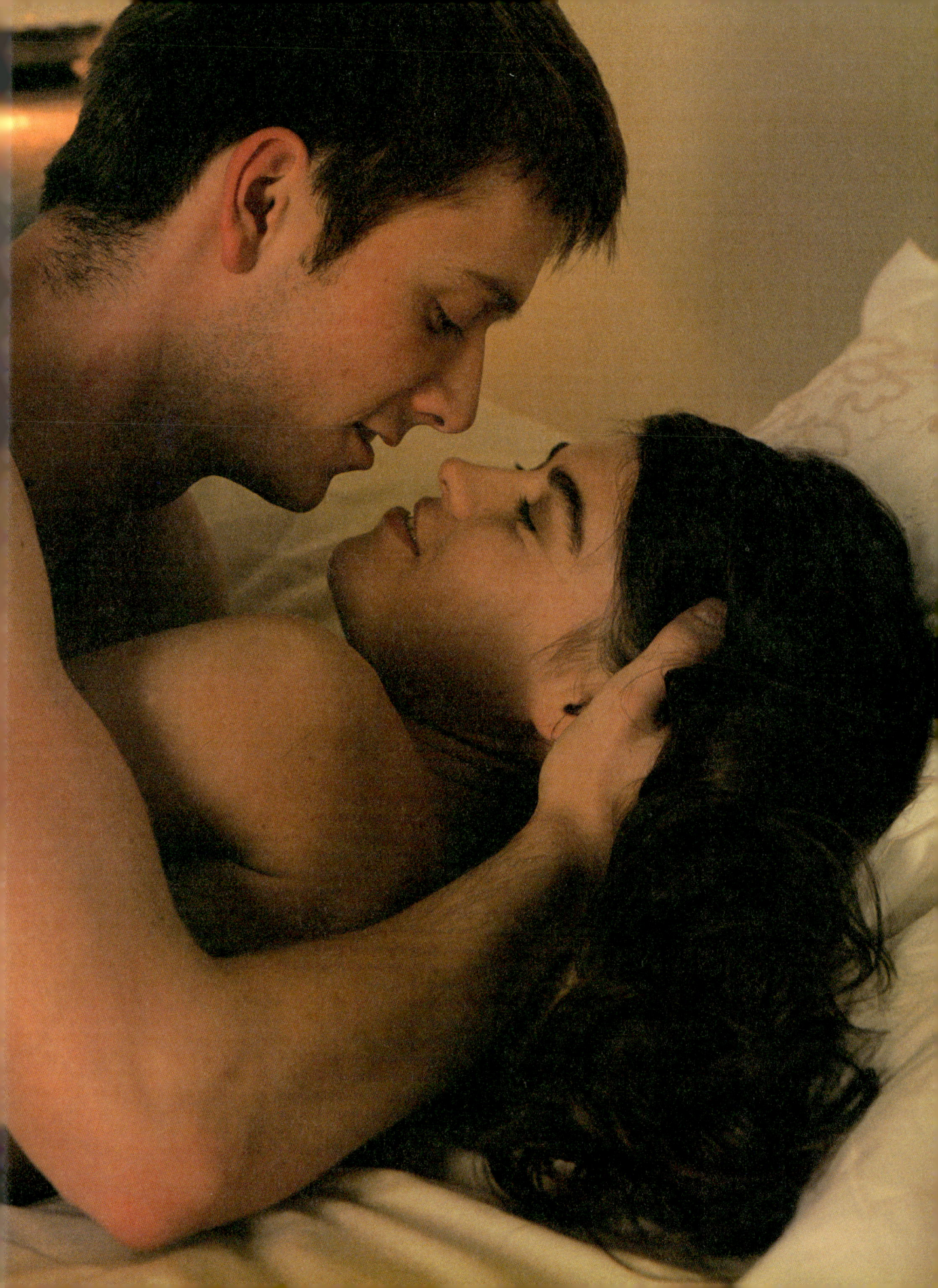

EROTISCHE
BERÜHRUNGEN

EROTISCHE
BERÜHRUNGEN

REZEPT 1

Für den Mann

Jasmin, Bergamotte

Geben Sie auf 25 ml (5 TL)

Jojoba- oder Mandelöl:

7 Tropfen Jasmin

6 Tropfen Bergamotte

REZEPT 2

Für die Frau

Neroli, Geranium

Geben Sie auf 20 ml (4 TL)

Jojoba- oder Mandelöl:

7 Tropfen Neroli

3 Tropfen Geranium

Wenn wir über unseren Tastsinn Kontakt zu einem Menschen herstellen, dann handelt es sich dabei immer um einen wechselseitigen Vorgang, denn wir können den Körper unseres Geliebten nicht berühren, ohne daß er uns auch berührt. Durch Hautkontakt nähern wir uns also unserem Partner, gleichzeitig aber definieren wir auch unseren eigenen Standpunkt. Wenn Ihre Hände über den Körper Ihrer Partnerin streichen, fühlen Sie seine Wärme und sinnliche Zartheit. Durch die Art und Weise der Berührungen erfährt sie ihrerseits, was Sie für Ihre Partnerin fühlen. Wenn Sie ihn streicheln, drücken Sie Liebe und Zuneigung aus und können gleichzeitig feststellen, ob er darauf reagiert und sich Ihnen öffnet. In dem Moment also, in dem Sie sich berühren, treffen zwei Realitäten aufeinander und verschmelzen.

Zärtliche Berührungen während des Vorspiels und während des Liebesakts sollten immer unsere Verehrung für den Körper des anderen ausdrücken. Wenn Sie sich gegenseitig streicheln und umarmen, versuchen Sie immer den Augenblick zu genießen und nicht schon im Geiste beim nächsten Schritt zu sein. Erfreuen Sie sich an jeder liebevollen und erotischen Berührung um ihrer selbst und der Reaktion willen, die sie in Ihnen erzeugt. Verstehen Sie sie niemals als eine Technik auf dem Weg zu einem angestrebten Ziel. Lassen Sie ablenkende Gedanken und Erwartungen los, und konzentrieren Sie sich ganz auf Ihre Hände, mit denen Sie über den Körper Ihres Geliebten streichen, und genießen Sie die Berührung seiner Haut und seines Körpers.

Der menschliche Körper mit seinen Rundungen und Kurven ist wunderbar sinnlich. Nehmen Sie sich die Zeit, mit Ihren Händen jeden

Körperteil liebevoll zu erforschen. Konzentrieren Sie sich völlig auf diese Berührungen, und versuchen Sie sich vorzustellen, wie es sich für Ihren Partner anfühlen muß. Denken Sie sich in jede seiner Wahrnehmungen hinein, und während Sie das tun, werden Sie den Eindruck haben, als lösten sich die Grenzen zwischen Ihren Körpern auf. Ihre Berührung und die Empfindung Ihres Geliebten werden zu einer Einheit verschmelzen, und wenn Sie ihn anfassen, wird es Ihnen so vorkommen, als streichle er Sie.

Erotische Berührungen können genauso aufbauend wirken wie jede andere Form der liebevollen Berührung. Egal wie gut Sie einander schon kennen, berühren Sie sich immer so, als würden Sie den Körper Ihres Geliebten gerade zum erstenmal erforschen. Lassen Sie durch die Berührungen Ihr Erstaunen und Ihren Respekt zum Ausdruck kommen. Um diese erotischen Berührungen noch exotischer zu machen, geben Sie eine Mischung ätherischer Öle in ein sehr nährendes Basisöl, wie etwa Jojoba- oder Mandelöl, und tragen Sie es auf die Haut auf. Für einen Mann verwenden Sie Jasmin und Bergamotte (Rezept 1), für eine Frau sind Neroli und Geranium (Rezept 2) die perfekte Mischung.

SICH LIEBEN

REZEPTE FÜR DIE LIEBE

REZEPT 1

Spielerisch

Limone, Ingwer, Lavendel

Geben Sie in eine

Duftlampe:

2 Tropfen Limone

2 Tropfen Lavendel

3 Tropfen Ingwer

REZEPT 2

Zärtlich

Weihrauch, Ylang Ylang,

Bergamotte

Geben Sie in eine

Duftlampe:

3 Tropfen Weihrauch

2 Tropfen Ylang Ylang

2 Tropfen Bergamotte

Wenn Sie sich lieben, umgeben Sie sich mit Düften, deren Eigenschaften Sie und Ihren Partner in einen Glückszustand entführen werden. Jetzt ist es an der Zeit, daß Sie Ihre eigenen Mischungen wählen und Sie diejenigen Öle aussuchen, die eine besondere Bedeutung für Sie und Ihren Partner haben und zu denen Sie eine tiefe Verbindung aufgebaut haben. Es kann Ihnen niemand raten, welche Düfte in dieser Situation für Sie am besten geeignet sind, da das eine zu private Angelegenheit zwischen Ihnen beiden ist. Die Rezepte, die auf diesen Seiten empfohlen werden, sind als eine Richtlinie zu verstehen, besser jedoch wäre es, wenn Sie sich von Ihrem eigenen Geruchssinn leiten ließen. Gehen Sie zurück zum Anfang dieses Buchs, und machen Sie sich noch mal mit den unterschiedlichen sinnlichen und emotionalen Eigenschaften der Öle vertraut. Versuchen Sie dann, sich eine eigene Mischung herzustellen, die genau auf Ihre Bedürfnisse und Gefühle abgestimmt ist. Lassen Sie sich dabei auch von Ihrer Intuition leiten. Lassen Sie Ihren Partner teilhaben an der Suche nach der passenden Ölmischung, so daß Sie gemeinsam eine finden, die nur für Sie bestimmt ist. Tragen Sie dieses Parfüm in Ihren Liebesnächten, oder geben Sie es in die Duftlampe in Ihrem Schlafzimmer. Wenn Sie sich vor der Liebe gegenseitig massieren, können Sie es auch in ein Basisöl mischen. Sie können sich aber auch eine ganze Reihe verschiedener Duftmischungen zusammenstellen, mit denen Sie dann Ihre jeweilige Stimmung zum Ausdruck bringen. Verwahren Sie sie in schönen Glasflaschen, die immer griffbereit sind.

Genau wie die Öle wird auch das Miteinanderschlafen Ihre unterschiedlichen Stimmungen zum Vorschein bringen und sie erhöhen. Sie können dadurch eine große Freude erleben; vielleicht wird es Sie zum Lachen bringen, vielleicht aber auch so bewegen, daß Sie weinen müssen. Jede mögliche Emotion kann in Ihnen angesprochen werden, wenn Sie es zulassen.

Machen Sie Ihren Liebesakt zu einer Möglichkeit, sich selbst auszudrücken, und lassen Sie Ihre einzigartigen Persönlichkeiten miteinander verschmelzen. Wenn Sie in einer lustigen Stimmung sind, warum sollte dann Ihre Sexualität nicht einen eher spielerischen Charakter haben? Wenn Sie auf der Suche nach Intimität sind, lassen Sie es zu einem Akt vertrauter und zärtlicher Kommunikation werden. Betonen Sie Zärtlichkeit, wenn Sie sich empfindlich und verletzbar fühlen. Seien Sie zügellos, und geben Sie sich ganz der Leidenschaft hin, oder, um die Tiefe Ihrer Liebe auszudrücken, langsam und meditativ.

Achten Sie aber auch immer auf die Bedürfnisse des anderen. Wenn Ihr Partner müde ist, dann müssen Sie der aktive Teil sein. Streicheln und küssen Sie den Streß weg, wenn Sie Ihren Geliebten in den Arm nehmen. Lassen Sie sich vom Sex sowohl anregen als auch entspannen. Wenn Sie über Ihre Bedürfnisse reden möchten, haben Sie so viel Vertrauen, es auch zu tun, seien Sie aber auch immer offen für die Ihres Partners.

Benutzen Sie die Öle, um mit deren Hilfe die größtmögliche Befriedigung aus Ihrem Liebesleben zu ziehen.

MEDITATIVE
SEXUALITÄT

REZEPTE FÜR
MEDITATIVE
SEXUALITÄT

Weihrauch, Atlas-Zeder, Rose

Geben Sie in eine

Duftlampe:

3 Tropfen Weihrauch

2 Tropfen Atlas-Zeder

2 Tropfen Rose

Sexualität ist der Schlüssel zu den wunderbarsten Geheimnissen des Lebens. Sie kann unsere menschlichen Bedürfnisse befriedigen und uns gleichzeitig darüber hinaus wachsen lassen.

Der Glauben daran, daß Sexualität das Bewußtsein verändern kann, herrschte schon immer in den unterschiedlichsten Traditionen. Die Schamanen der amerikanischen Ureinwohner wußten davon, und in den heiligen Ritualen der alten Ägypter und Griechen spielte dieser Glaube eine zentrale Rolle. Die taoistischen Lehrer in China unterwiesen ihre Schüler sorgfältig in der Kunst der Liebe, nicht nur, um die Langlebigkeit zu fördern, sondern auch aus spirituellen Gründen. Die Anhänger der Tantralehre in Indien praktizierten erotische Yogastellungen, um den Zustand der Erleuchtung zu erlangen. In heidnischen Ritualen wurde die menschliche Sexualität als ein Tribut an die Macht der Natur zelebriert. Da mehr und mehr Menschen heutzutage versuchen, ihrem Leben einen höheren Sinn zu geben und ihr Wohlbefinden zu steigern, erlebt auch die Idee der meditativen Sexualität eine Renaissance.

Wenn Sie und Ihr Partner sich auch dafür interessieren, dann erforschen Sie diese Dimension der Sexualität innerhalb Ihrer Beziehung. Beginnen Sie damit, daß Sie regelmäßig zusammen meditieren, und verwenden Sie die Öle, die auf den Seiten 114 bis 115 vorgeschlagen werden, um ein Gefühl des inneren Friedens zu steigern. Lernen Sie es zu genießen, in dieser stillen Weise zusammenzusein. Massieren Sie sich regelmäßig gegenseitig, so daß

Ihre Körper sinnlich und empfänglich werden und Sie sich immer besser aufeinander einstellen.

Wenn Sie die meditative Liebe probieren wollen, müssen Sie alle Gedanken und Phantasien, die Sie vom gegenwärtigen Moment ablenken können, loslassen. Konzentrieren Sie sich total auf das Hier und Jetzt und auf den Moment des Zusammenseins. Sie werden in einer eher entspannten Weise miteinander schlafen, als daß Sie sich mit Ungeduld und Leidenschaft einander nähern. Wenn Sie merken, daß Sie zu sehr erregt werden, verlangsamen Sie das Tempo und atmen Sie zusammen. Versuchen Sie Ihren Erregungszustand zu kontrollieren, so daß Sie zwar jedes Empfinden atemlos genießen, aber nicht zum Orgasmus kommen. Bleiben Sie immer im Einklang mit Ihrem Partner, indem Sie harmonisch atmen und Augenkontakt halten. Berühren Sie den Körper des anderen mit Respekt und Verehrung. Verzichten Sie bei diesem meditativen Liebesspiel bewußt auf einen Orgasmus. Dadurch wird es Ihnen möglich sein, wirklich zu entspannen und im Augenblick zu verweilen, denn es gibt sonst nichts, das Sie erreichen müßten, als sich der Intimität des Hier und Jetzt hinzugeben. Machen Sie sich aber auch keine Gedanken darüber, falls die Leidenschaft Sie doch überkommen sollte, denn Sie können diese Liebesmethode jederzeit wiederholen.

Um eine geeignete Atmosphäre zu schaffen, geben Sie eine Mischung aus Weihrauch, Atlas-Zeder und Rose in eine Duftlampe.

REGISTER